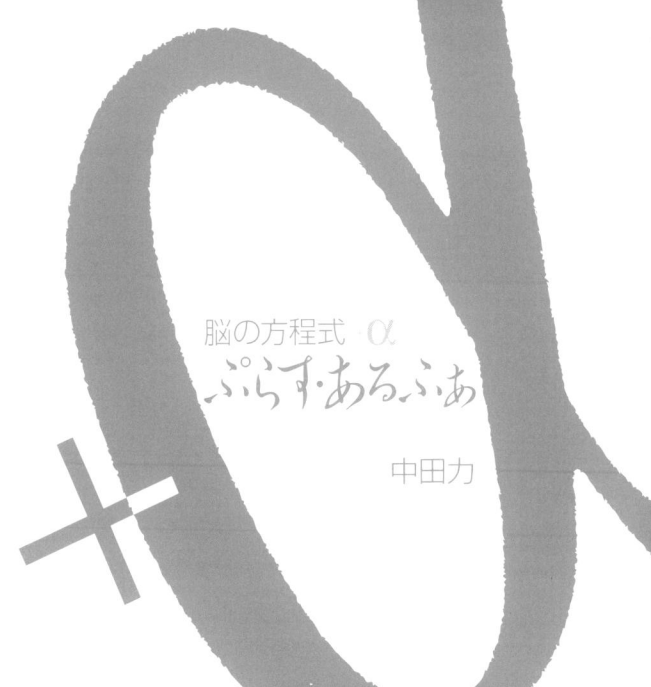

脳の方程式 α
ぷらす・あるふぁ

中田力

紀伊國屋書店

脳の方程式 +α
ぷらす・あるふぁ

はじめに

　この本は『脳の方程式　いち・たす・いち』の続編である。
　統一脳理論によってどのように「こころ」が記載できるのかをもう少し詳しく説明せよ、との要望に答えるために書かれた本である。
　したがって、この本で展開される話は「限りなく原理に近い仮説」としての「渦理論（Vortex Theory）」を「公理」としている。
　現在のところ、渦理論はまだ世の中に完全には受け入れられていない。そうなると、この本は、仮説に基づいた仮説のお話ということになる。1950年頃の量子力学のようなものである。
　空論でなく、本当に脳がどう働くのかを知りたい人のための、解説書である。

目次

はじめに 3

いち・たす・いち 13

ニューロン 14

学習するニューロン 18

形態という機能 21

ハエの二倍 22

ぷらす・あるふぁ 25

リーマン紀元 26

西向く侍 26

マジックナンバー 29

淋しがりや 32

自然科学紀元 37

リーマン紀元後の脳科学 39

渦理論 40

透明の設計図 40

小脳チップ 48

進化の必然性 52

双子の兄弟 56

脳の渦 63

大脳チップ 67

言いたい放題 71

お豆腐屋さん 71

ニワトリが先か卵が先か 76

天才の機能画像 81

構造の神秘 86

もうひとつの学習効果 89

ゆらぎという名の創造 90

急がば回れ 91

空も飛べたはず 91

船頭多くして 95

考える葦 100

飛躍を埋める飛躍 104

禁断の果実 106

極端な偏食家 106

寝る子は育つ 107

ゆらぎの美学 109

科学の原点 110

メモ1　非線形　115

メモ2　意識と麻酔　117

メモ3　基本ゲートとそのシンボル　118

メモ4　生体という複雑系　120

メモ5　存在しない日々　121

メモ6　神無月　122

メモ7　旧約聖書　124

メモ8　ゼータ関数と整数の無限の和　125

メモ9　マジックナンバー03　126

メモ10　極座標　127

メモ11　ラマヌジャン　128

メモ12　プラトニック・ラブ　130

メモ13　バナード対流　132

メモ14　意識の定義　134

メモ15　渦波　137

メモ16　鏡運動　139

おわりに　141

参考文献　142

図版一覧索引　143

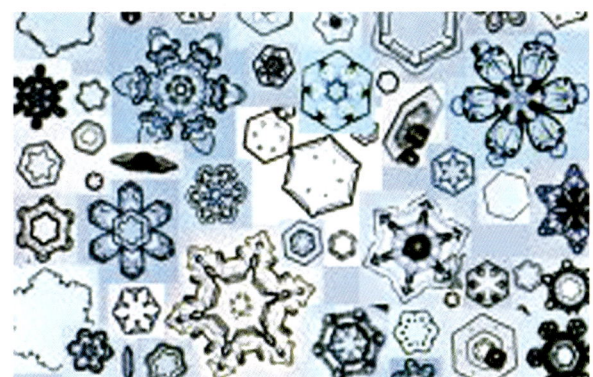

図6 さまざまな雪の結晶（本文24ページ）
From http://www.its.caltech.edu/~atomic/snowcrystals/primer/primer.htm
(Professor K. G. Libbrecht, Caltech) with permission.

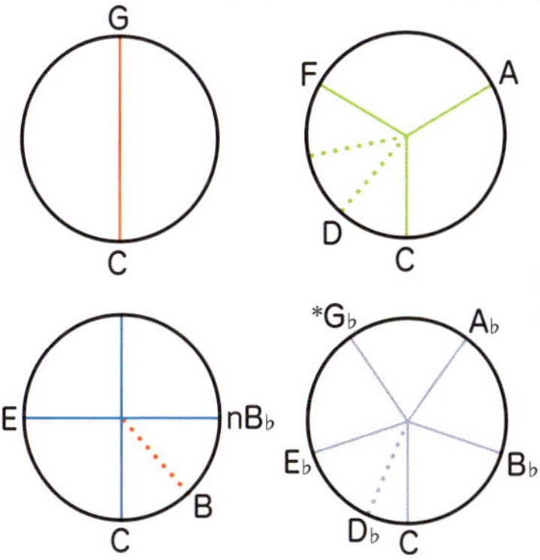

図10 周回と音階

*G_bの純正律は正式には64:45とされているが、64:45≅7:5は明白である（本文34ページ）。

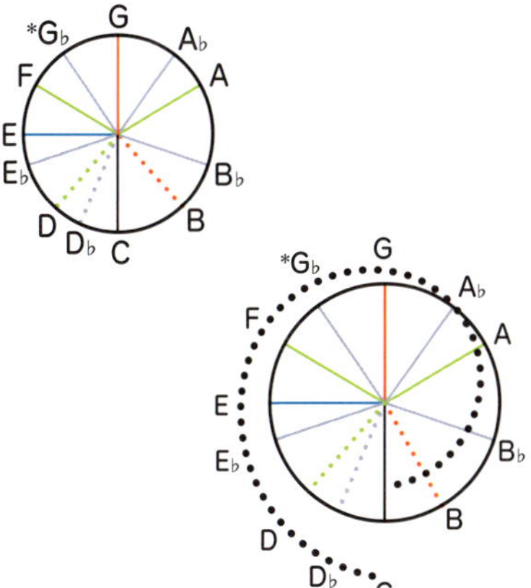

図11 螺旋音階（本文35ページ）

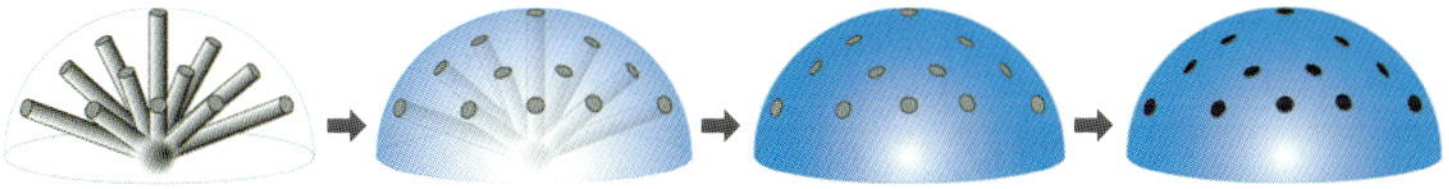

図19 ガイドの張り出しから出来上がる全体像の模式図
まず、中心からガイドとなる構造（ラジアル線維）が張り出し、その周りを埋めるようにして全体構造（脳）が出来上がり、最後にガイドとなった構造が消去される（本文45ページ）。

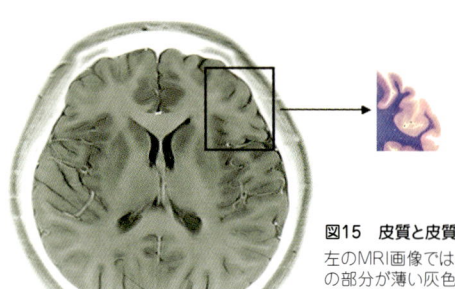

図15 皮質と皮質下白質

左のMRI画像では皮質の部分が濃い灰色に、皮質下白質の部分が薄い灰色に写し出されている。この部分を病理標本で染めてみると(右)、両者の違いがよりいっそうはっきりとわかる(本文41ページ)。

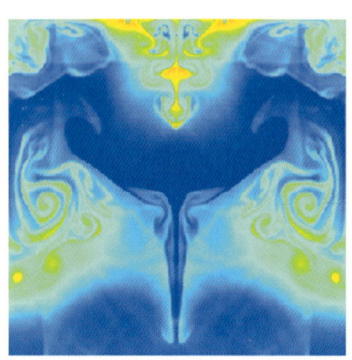
シミュレーション

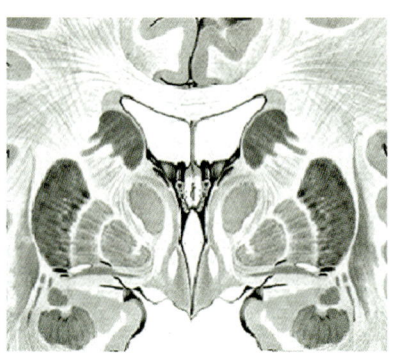
実際の脳の断面図

図21 脳の形のシミュレーション(本文47ページ)

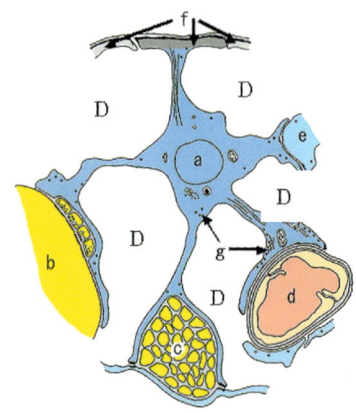

図28 グリア細胞の概念図

a:グリア細胞
b:ニューロン
c:軸索群
d:血管
e:ほかのグリア細胞
f:高電子密度層
g:アセンブリー
D:Dry:比較的乾いた空間(本文58ページ)

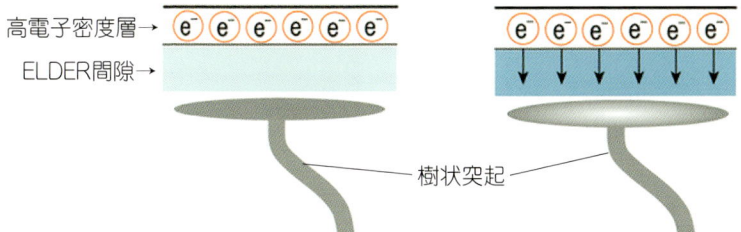

図32 ELDER
間隙において水の含有率が定常状態（左）よりも上昇すると誘電率が上がり、電子の移動が起こる（右）（本文62ページ）。

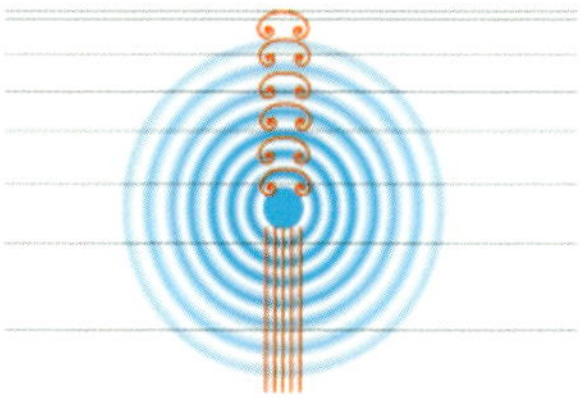

図35 音波と渦波（本文65ページ）

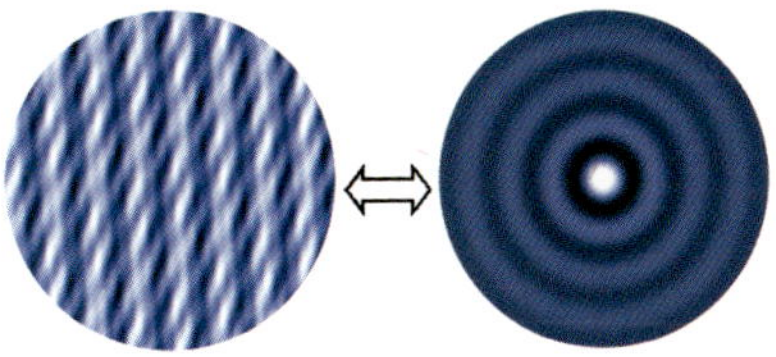

図37 噴水台の水（本文66ページ）

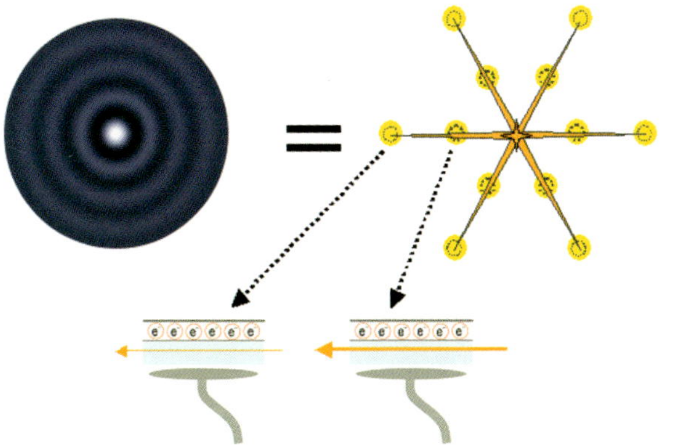

図38 渦波の到着に伴うELDERの賦活

ラジアル線維の残した空間を通ってきた渦波は、コラムの中心でELDER間隙を内在する高電子密度層の真下の空間（LGS）に到達し、外に広がる波を作る（図37）。この波は減衰しながら（おそらくは六角形に配列した）複数の錐体細胞のELDER間隙を通過し、ELDERの賦活をもたらす（図32）。中心から等距離に配置された錐体細胞のELDERは同時に賦活され、賦活の強さは波の減衰に従い、錐体細胞の置かれた場所の中心からの距離に依存して減衰する。これは、コホネンのネット（図41）と呼ばれる自己形成型のニューラルネットの学習法（近傍核と呼ばれる）を内在するものとなる（本文66ページ）。

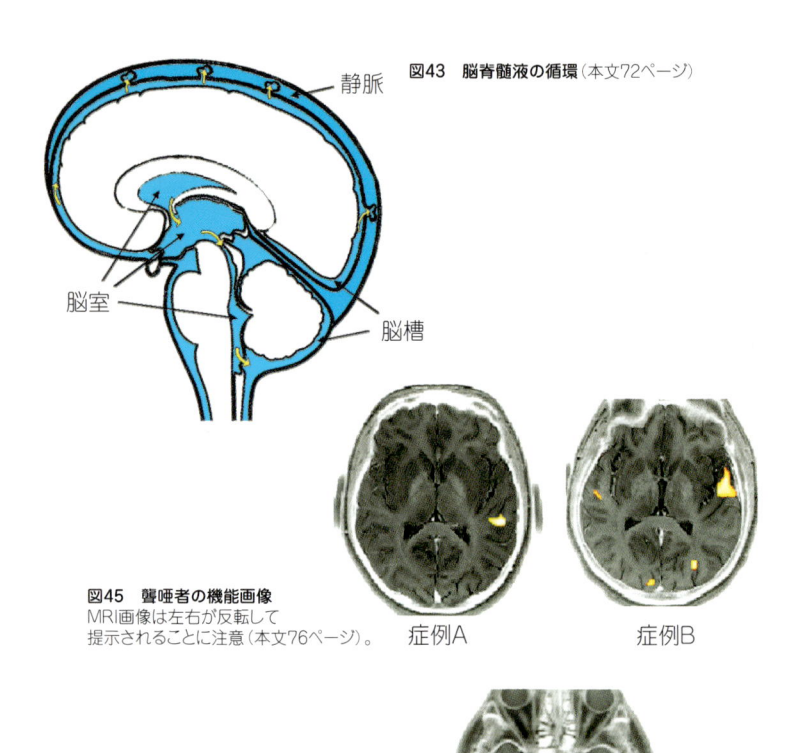

図43 脳脊髄液の循環（本文72ページ）

脳室

静脈

脳槽

図45 聾唖者の機能画像
MRI画像は左右が反転して提示されることに注意（本文76ページ）。

症例A　　　症例B

図49 「記憶の天才」の機能画像
（本文85ページ）

R　　L

図50 音楽と言語の機能画像

日本語を読んでいるとき（左）と音符を読んでいるとき（右）の脳の使われ方はほとんど同じである。加えて、楽譜を読むときには、矢印で示された右後頭葉の部分も使われる。この場所は音符の五線譜の位置に関する処理をしていると考えられる（本文92ページ）。

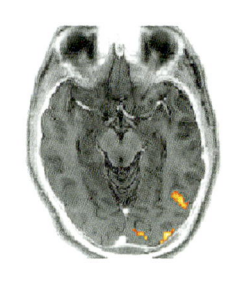

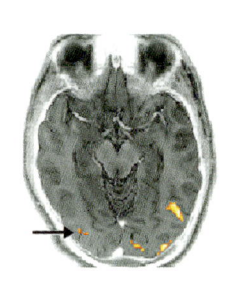

いち・たす・いち

こころとは？

古来、人々はこの素朴な疑問を抱き続けてきた。

生命体としての個が持つ情報を扱う唯一の器官が脳である限り、こころが脳の統合的な活動から生まれてくる「なにか」であることには疑問の余地はない。しかし、同時に、こころとは、決定論的な記載を許さないいくつもの神秘性を秘めた形而上の存在でもある。

これは、**脳という器官が複雑系に属する**ことを示す良い証(あかし)である。

偉大なる科学の先駆者たちは「実存の物理学」を完成させたのみならず、複雑系を扱ういくつもの方法論を伝授してくれた。その結果、21世紀の脳科学は複雑系として脳が作り出すこころの科学的探究の実践法を獲得することとなった。

それはまた、「こころの予測不可能性」を保証することでもある。こころの科学的記載とは、こころを作り上げる**脳活動の動態系（dynamical system）としての法則**を記載することであり、その結果として生まれてくる個々のこころそのものの決定ではない。「脳がどう働くか」の理解は、「脳が何を生み出すか」の予測には役立たないのである（メモ1）。

脳には無数の「電気的に活動する細胞」が存在する。
ニューロンである。

その発見以来、**脳の機能とはすべてニューロンのネットワークが作り上げるものである**と信じられてきた。**脳科学の中心教義**（central dogma）である。

しかし、実際のところ、ニューロンネットワークだけではどうしても納得がいかない現象がいくつも存在する。そしてそれは、「ニューロン絶対主義」に決定的な欠陥があることを強く示唆するものであった（メモ2）。

ニューロンだけで駄目ならば、ニューロン以外の構造を考えればよい。

だからと言って、空論では困る。生物学的に実存する機構と、それに対応した理論がなければならない。

自然科学において根本的な発想の転換が求められたとき、立ち返る場所は**単なる自然の基本原則**である。つまり、自然科学における憲法である。

渦理論（Vortex Theory）はそんな環境から生まれた。そして、この理論はこれまで説明のできなかった脳に関するすべての現象を、きちんと説明してしまう理論であった。言い換えれば、こころの科学的記載が可能な理論だったのである。

この本は、この新しい脳理論を概説する目的で書かれている。

渦理論の正確な理解には、脳に関するある程度の基礎知識が必須となる。そこで、まず、これまでの脳科学の「おさらい」から始めたいと思う。

ニューロン

脳を形成する細胞にはいくつかの種類がある。その中で、神経ネットワーク網を作り上げている細胞はニューロン（neuron）と呼ばれる。ニューロンにもたくさんのタイプが存在するのだが、だいたい**図1**に示

したような構造をしている。樹状突起（dendrite）が入力端子で、軸索（axon）が出力端子である。

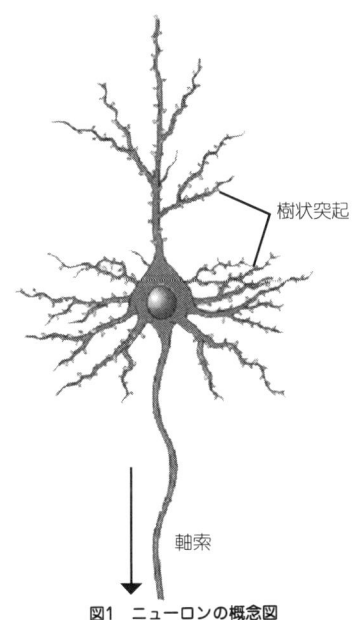

図1 ニューロンの概念図

ニューロンに起こる電気的信号は活動電位（action potential）とよばれ、オン（on）かオフ（off）のどちらかの状態[*1]だけを取る（図2）。入力信号がある一定の基準を満たすと出力が起こり、次のニューロ

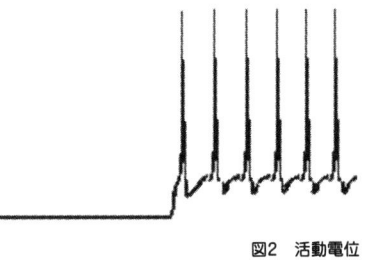

図2 活動電位

---

*1 このような、二つの状態しかとれない行動を示す系は**バイナリーシステム**（binary system）と呼ばれる。

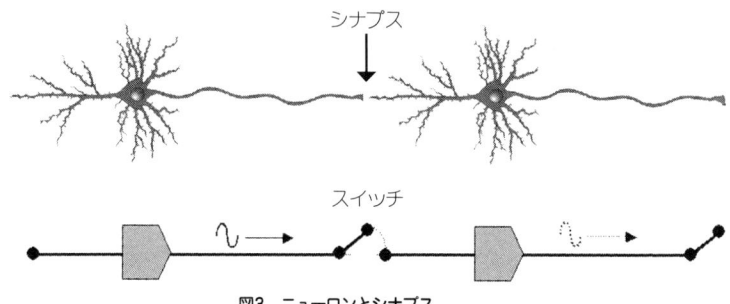

図3 ニューロンとシナプス
シナプスはスイッチの役割を果たす

ンに伝わる。ひとつのニューロンから次のニューロンにつながる部分はシナプス（synapse）と呼ばれ[*2]、スイッチの役割を果たす（図3）。入力の数には制限はないが、出力は基本的にひとつと決まっている。

　ニューロンの作用機序はデジタルコンピュータにおけるゲートのようなものと考えるとわかりやすい。ゲートとは「論理的な操作をおこなう門(もん)」という意味から付いた名前で、コンピュータの基本構造を作る回路である。簡単に言ってしまえば、入力の状況を「判断」して自動的にスイッチを入れたり切ったりする回路である。

　たとえば、○をオン、●をオフとした場合、二つの入力の組み合わせでどのような出力を出すべきかを下表のように決めたとする。

入力1	入力2	出力
●	●	●
●	○	●
○	●	●
○	○	○

＊2　シナプスのない直接的なつながりを示す場合もある。

これは、二つの入力がともにオンであったときだけ出力もオンになると決められているゲートであることがわかる。このようなゲートはANDゲート（AND gate）とよばれている（図4A）。

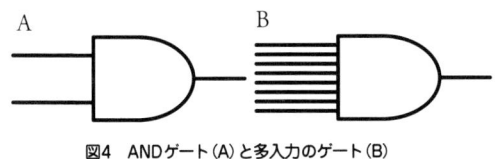

図4　ANDゲート（A）と多入力のゲート（B）

どのような規則でスイッチが入るようにするかは自由であるから、同じ入力でも違った「判断」をするゲートを作ることもできる（メモ3）。また、入力の数を増やすことによってさらに「判断基準」を複雑にすることもできる（図4B）。これらさまざまな「判断する要素」を組み合わせることによって、高度な自動制御装置を作ることが可能となるのである。

　このような装置の最大の特徴は、「決められたことをきちんとこなす」ことである。どのように複雑な作業であろうとも、どのように退屈な作業であろうとも、言われたことをきちんとこなす。コンピュータとはそんな機械である。
　ふと考えてみれば、命令した仕事の内容を自分の判断で勝手に変えてしまうようなコンピュータは使いにくい。

　脳はコンピュータのようであるが、だいぶ違う。
　人は、言われたことを言われたとおりにおこなう機械ではない。よほどのことで強要するか「やらせたいこと」と「やりたいこと」が合致しない限り、常に命令どおりのことをやらせつづけることは不可能である。実際のところ、どんな動物でも無理である。個はそれぞれが「意志」を持つのである。

いち・たす・いち

意志を持つということは、脳の規格が画一化されていないことを意味する。となると、脳の基本要素であるニューロンの判断にも、ある程度の自由度があるはずである。ゲートのように最初に決められた基準に従って画一的に出力を決定するのではなく、状況によっては出力を変えてゆく柔軟さを要求されるのである。

　学習能力である。

学習するニューロン

　学習するニューロンの数理モデルは、マッカロー（McCulloch）とピッツ（Pitts）によって提唱された（図5）。その原点は、多入力のゲートであるが、マッカロー・ピッツのニューロンでは入力がそのままニューロン本体に伝わらずに制御を受けることになっている。この制御の度合いを「**重み（weight）**」と呼び、重みの度合いを変化させる過程が「**学習**」となる。

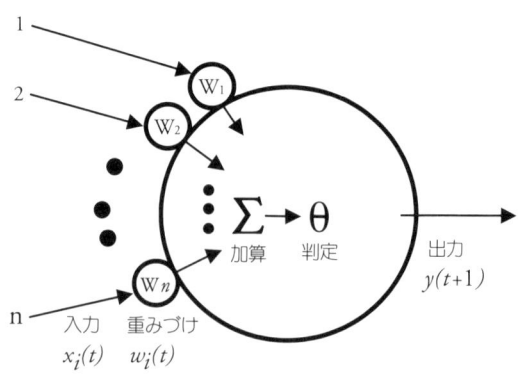

図5　マッカローとピッツのニューロン・モデル

　入力信号は他のニューロンからの出力信号であるから、0か1のバイナリー信号である。0は入力がない場合であるから問題とはしない。1の場合だけを考える。

ゲートの発想では、入ってきた信号1はすべて1としてニューロン本体に伝えられるのだが、マッカロー・ピッツのニューロンではそれぞれの入力がある基準で決められた「重み」に従って減衰される[*3]。ニューロンには閾値(threshold)が決められており、入力全体の合計がその閾値を越えると出力が1となって次のニューロンに伝わる。

nインプットのあるニューロンで、ある時刻tにおける入力信号を$x_i(t)$、重み(weight)をw_i、閾値をθとして数式で表すと、

$$y(t+1) = \begin{cases} 1 \ ; & \sum_i w_i x_i(t) \geq \theta \\ 0 \ ; & \sum_i w_i x_i(t) < \theta \end{cases}$$

$$x_i = 0 \text{ または } 1, \quad 0 \leq w_i \leq 1$$

$$i = 1, 2, 3, ... n$$

となる。$y(t+1)$は時間$t+1$における出力信号である。

学習は重みを変化させることによっておこなわれる[*4]。

出力が自分の欲しかった結果と違っていたときは少しずつ重みを変えてみて、また結果を出してみる。何度も何度も試行錯誤を繰り返しながら、自分の欲しい結果を獲得できる重みの組み合わせを見つけるのである。

マッカロー・ピッツのニューロン数理モデルは、非常に自由度の高い柔軟な構造を提供した。やがて、同様に単純なユニットを組み合わせだ

[*3] たとえば、「重要」と判断される入力は1のまま、「まあまあ重要」の場合は0.5、「必要ない」と判断された入力は0とされて伝わるなどと考えれば、わかりやすい。
[*4] ニューラルネットでは、この過程をそのまま学習(learning)と呼ぶ。

いち・たす・いち

けでどのように複雑な演算をもなしうることが理解され、ニューラルネットと呼ばれる学問が生まれた。アイボ（AIBO）[*5]の世界である。

　実は、脳も同じようにして学習する。
　脳では入力信号はシナプスを介して樹状突起に入る[*6]。このシナプスでの信号の伝わり方に重みがかけられる。脳科学ではそれをシナプス効果（synaptic efficacy）と呼び、シナプスに学習能力のあることを可塑性（plasticity）と呼ぶ。

　ニューラルネットの誕生と脳の可塑性の発見は、ニューラルネットの基本理論の展開でヒトの脳が理解できるとの期待感を生んだ。事実、そう豪語する強気の研究者をたくさん登場させる結果にもなった。
　しかし、ニューラルネットだけでは脳の理解にはならないことは明白である。

　ニューラルネットと呼ばれる学問は、もともと、学習するニューロンを基準としたネットワークでどのように複雑な機構でも記載できるとの基本概念が認められて、生まれたものである。言い換えれば、何でも作れることは学問が誕生した当初から約束されているのである。したがって、ニューラルネットで脳と同じようなことをする理論を作り上げたとしても、実際に脳がやっているかどうかの判断にはならない。飛行機が飛ぶからといって、鳥の飛行が飛行機と同じとは決定できないようなものである。

　それでも、多くのニューラルネット理論が存在することは、脳科学者

[*5] ソニーの開発した犬型ロボット。
[*6] シナプスを介さない特殊な場合もあるが、例外的な場合のみである。

にとって大変便利なことであった。記載されたものの中から脳が実際におこなっていることに適合する理論を選択すれば良いからである。自分で考える手間が省ける。

問題はどのようにして選択するかである、実は、これがなかなか難しい。

行き詰まったら基本に帰ることである。
その第一歩は、自然界を支配する原則を再認識することから始まる。

形態という機能

人間の英知が作り上げた「機能する装置」と母なる自然(Mother Nature)が作り上げた「機能する装置」とではいくつかの根本的に異なる点が存在する。

人間が作り上げるものには「目的」と「デザイナー」が存在する。その装置にとって製作者は「全能の神」である。どのようなものを作り上げるかを考えた後で、どのように作ればよいかを考える。しかし、**自然界には「全能の神」は存在せず、目的を持ったデザインは作れない。**すべてが必然的に自然発生しなければならないのである。

人類の技術開発には使用可能な材料と環境にかなりの自由度を持つ。驚くべきことに、母なる自然は人間の作り上げたすべての近代技術と同じような能力をもった生物を、極端に限られた材料、つまりは、タンパク質、脂質、糖質、そしてわずかな金属イオンだけで作り上げているのである。

母なる自然はその偉業を、二つの基本技術を駆使することによって達成している。(1)**恒常状態**[*7]、と(2)**形態**、である。つまり、母なる自然は、特定環境を驚くべき正確さで保つことと、機能のための特異的な形態を形成することで、すべてを成し遂げているのである。

いち・たす・いち

生体において形態とは機能なのである。
　情報を扱う脳においても、それが母なる自然の作り上げた機能ユニットである以上、この法則は絶対的な条件となる。ここから、脳機能の原則にアプローチする重要なヒントが与えられる。
　形態である。

　人間社会の中で「機能する装置」を作り上げていったエンジニアたちも、もともとは「形態」を重視していた。車輪の発明（invention of the wheel）は形態の考慮なくしてはありえなかったのである。ところが、情報を扱い出してから形態を忘れ始めた。チップと呼ばれる四角いケースの中に、すべての機能ユニットを押し込み始めたのである。

　脳が母なる自然の手になる「機能する装置」である以上、その基本理念である「恒常状態」と「形態」から逃げることはできない。
　脳は脳としての形態を持つことから脳としての機能を獲得しているのである。

　では、脳の形はどのようにして出来上がって来るのであろうか？

ハエの二倍

　生体の設計図は遺伝情報として DNA に記載されている。
　ある意味でこれは正しい表現である。しかし、そう伝えられると、どうしても DNA に詳細なブループリントがあると想像してしまう。これは、大きな間違いである。

＊7　ホメオスターシス（homeostasis）と言う。

物量作戦の得意なアメリカは、ヒトの染色体にあるDNAをすべて解読してしまうことにした。このヒトゲノム計画（Human Genome Project）は21世紀の初頭に完了し、ヒトが持っている遺伝情報はショウジョウバエの約二倍程度しかなかったことが判明した。

　もともと、ヒトが持つ46の染色体に含まれる塩基[*8]の数の総数は推定されていたから、心ある科学者にとってはそれほど驚く結果ではなかったが、DNA崇拝の強い人たちには衝撃的な事実でもあった。

DNAに詳細なブループリントは書かれていない。
　それでも、生体はDNAの情報をもとにして出来上がってくる。もし、ブループリントでないとすれば、DNAには何が書かれているのだろう？
　法則である。
　DNAには「何を作るか」は書かれてはおらず、「**どのようにして作るかの法則**」が書かれているのである。

　人間社会では「作ってみないと何が出来上がるかわからない設計図」は存在しない。また、「どのようなものを作るかの設計図」の方が「どのように作るかのガイダンス」よりも簡単である。したがって、どうしても、DNAにもブループリントのような設計図があると想像してしまう。しかし、自然界における形態形成はまったく違った方法でなされる。

　ブループリントを見ながら作り上げるためには「作る人」が必要となる。自然界にとってそれは「全能の神」の存在を意味する。しかし、自

[*8]　遺伝情報を司る化学物質のこと。DNAにはA、T、G、Cで表される四種類の塩基が存在する。

いち・たす・いち

然界ではすべてが自然発生し、「作る人」は存在しないのである。自分で出来上がってこなければならない。

自然界におけるこの形態の形成過程は、**自己形成（self-organization）**と呼ばれる。その基本をなすものは**マルコフ連鎖（Markov chain）**と呼ばれる原則である。

$$M_n \xrightarrow{Rule\ M} M_{n+1}$$

マルコフ連鎖では、現在置かれた状態（M_n）から次の状態（M_{n+1}）に移行することだけを対象とする。現在自分が置かれた状態にどのようにして到達して来たかは問わない。ただ、次の状態に移行する法則（*Rule M*）だけが決められている。そして、その法則はマルコフ連鎖が続いてゆく一つの自己形成過程を通して、同一のものである。

同じことを何度も何度も繰り返すのである。

ある環境のもとに置かれた粒子は、マルコフ連鎖の過程によって自然と形態を形成する。

その代表的な例が雪の結晶である。単純な規則だけで美しい幾何学模様を作り上げる。同時に、まったく同じ規則に従いながら、ちょっとした環境の変化で様々なバリエーションも生み出す（**図6、カラー口絵**）。複雑系と自己形成の神秘である。

自己形成を左右するものは「法則」と「環境」である。

一つの自己形成に必要な法則は一つ（*Rule M*）であり、あとは、初期条件（M_1）とどこまでマルコフ連鎖を続けるかの決定だけを記載しておけばよい。その記載には、ほんのわずかな DNA だけで足りる。

生体においてある自己形成過程が正しく起こるための環境とは、一つ前の自己形成過程が作り上げた状態を意味する。つまり、生体とは、ある自己形成の結果出来上がった環境の中で新しい自己形成の法則が DNA の指示で始まり、その自己形成が終わると、またその結果を環境

とする次の自己形成の法則が DNA の指示で開始される、というように、小さなマルコフ連鎖が順々に繰り返されて作られる大きなマルコフ連鎖の結果生まれて来るものである。いわば、複合的な自己形成過程の産物である。その出発点が、受精（conception）であることは言うまでもない。だからこそ、ショウジョウバエの二倍程度の遺伝情報でも、ヒトが完成されるのである（メモ4）。

ぷらす・あるふぁ

　脳機能にはニューロンのネットワークのみではどうしても説明のつかない現象が数多く存在する。それは、脳の中にニューロンネットワーク以外の機能構造があることを強く示唆している。母なる自然の大原則は、その秘密を解く鍵が脳の形態形成過程にあることを教えてくれた。そして、自然界における形態形成は自己形成の過程からなる。
　では、脳の形はどのような法則で自己形成されるのであろうか。

　こうして、脳の神秘を解く努力が始まった。
　最初の成果は、脳の形態が熱対流の原則に従った自己形成であることの発見であった。
　渦理論が静かに産声を上げた瞬間である。

　そして、ここからこの本は始まる。

リーマン紀元

西向く侍

　現代人が何気なく使っている西暦は、キリスト（Jesus Christ）誕生の年を基準として作られている「キリスト暦」である[*9]。この暦における紀元（Era）とは「キリストの時代（The Christian Era）」との意味で、英語で紀元前（BC）は文字通りキリスト前（before Christ）、紀元後（AD）はラテン語の Anno Domini[*10]から来ている。

　米語を国際語として寛容しているように、西暦も世界暦として認められている。しかし、すべての人たちがキリストの誕生を基準とすることに賛同しているわけではない。多くの民族が自分たち固有の暦を堅持しているのも事実である[*11]。もちろん、日本にも日本古来の暦がある。それでも、世界共通の暦があることは便利である。

　１年（one year）とは地球が太陽を一周するのにかかる時間である。これは約365日５時間48分45.5秒である。

　古代人は満月から満月までの時間を測ることによって１月(ひとつき)（one month）の単位を定め、１年を約 12 月(じゅうにつき)とした。これがが太陰月（lunar month）である。１月が約29.5日であったため実際の１年には約11日

---

*9 キリストは紀元１年12月25日に生まれたこととなっているが、正確には紀元前４年であったとする説が有力である。
*10 "in the year of our Lord（我が主の御年）"の意味。
*11 ユダヤ元年は紀元前3761年、イスラム元年は622年である。

分不足することとなる*12。

　1年を365日と計測して1月を30日と定め、不足する5日分を最後に足すことによって太陽年（solar year）の概念を確立したのはエジプト人であった。

　実際の1年は365日よりも約5時間48分45.5秒長いのだから、この制度では4年で約1日が不足することになる。この誤差を補正するためにプトレマイオス三世（Ptolemy Ⅲ）によって作られたものが、閏年（leap year）の概念である。

　西暦の正式名称はグレゴリー暦（Gregorian calendar）であるが、その基本構造はシーザー（Julius Caesar）によって紀元前45年に制定されたユリウス暦（Julian calendar）にある（**メモ5**）。二月が28日で、閏年に付け加える366日目が二月の終わりにつけられた理由は、ローマの暦がもともと三月から始まる暦であったからである。

　シーザーは五番目の月（Quintillis）の名称を自分の名前（Julius）に改称し、七月（July）の英語名称の語源となった。シーザーの後を継いでローマ皇帝となったアウグストゥス（Augustus）は「シーザーの月」に続く六番目の月（Sextillis）を「アウグストゥスの月」とした上で、八月を七月と同様に大の月（31日ある月）とした*13。

　それ以降の皇帝（もしくはその取り巻き連中）は月に名を残すことに興味を持たなかったようで、九月以降の名称はオリジナルのまま、七、八、九、十番目の月となっている。

　ついでに一月から六月までの月の英語名の語源を記載しておくと、

---

*12　この不足をまったく調節しない暦を太陰暦と呼び、太陽暦に適合するように何らかの調節をする暦を太陰太陽暦と呼ぶ。イスラム暦は前者、日本の旧暦は後者の例である。
*13　アウグストゥス自身がおこなったものではないとする学説もある。

January	ヤヌス（Janus）：前後に顔を持ち、物事の始めと終わりを司る。	
February	厄払いの儀式（Februa）	
March	マルス（Mars）：軍神	
April	アプロディーテー（Aphrodite）：ヴィーナス、美の神[*14]	
May	マイア（Maia）：繁殖の神	
June	ユーノー（Juno）：結婚の神	

となる。ローマ暦の最初の月（三月）からしばらくは、神の名が並ぶ。「神化」は時の為政者にとって究極の夢であるのかもしれない。淋しい性(さが)である。

　日本の場合は月の名前に「神」は登場しない。季節を表す名前が大多数である。ただし、十月だけは神無月と称して、よろずの神が出雲に集まることになっている（メモ6）。

　1月(ひとつき)が自然の観察から生まれた概念であるのに対し、1週間（one week）は人が作り出した概念である。神による世界の創造が6日間でおこなわれ、7日目を休息日としたとの創世記の記載に基づいたものである（メモ7）。

　西暦と共に日本も休息日を獲得した。現在では「週休二日」も当たり前になっている。

　怠け者も困るが、働きすぎるのにも問題がある。

---

*14　諸説があり、まだ、はっきりとは決定していない。

マジックナンバー

　自然の観察から生まれたものでも人間がその都合から意図的に作り上げたものでも、人間社会に定着したものにはある種の数字がちらつくことが多い。

　最初に目に付くのは12である。もちろん、これは暦、つまりは、太陰月と一年の算出にそのルートを置いていることは容易に想像がつく。星占いで有名な獣帯の十二宮（the Signs of the zodiac）や十二支などは直接的な例で、1日＝24時間などは間接的な例である。

　しかし、どう考えてみても暦とは無関係と思われるものにも12が登場する。

　音階である。

　現代音楽を代表する平均律は、オクターブを12の半音階に分割することによって成り立っている（図7）。もちろん、平均律そのものは、人為的に作られたものであるが、その誕生には人の感性が大きく働いていることも否定できない。

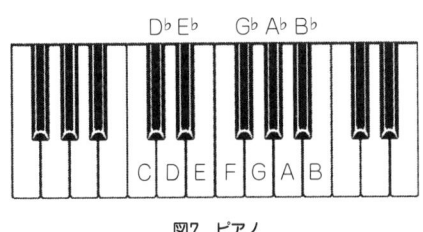

図7　ピアノ

　平均律は自然音階の代表とされる純正律に基づいている。純正律とは知覚における協和を前提とした純正音程（just intonation）からなり、オクターブ（octave）内の音程が主音に対してできるだけ小さな整数の周波数比となるように作られたものである。平均律は5度、4度、3度が純正律と一致し、かつ、オクターブを均等に分割することを目的と

して作られた音階で、心理学的要素と数学的要素との融合を狙った音階である。自然界の掟であるわずかな「ゆらぎ」を許容範囲とすれば、平均律に内在する基本的な約束事は、純正律と同様にヒトの感覚に根差していると言える[*15]。

　生理学的には、平均律の12半音階とはヒトが認知可能な限界音程の平均値であると言われている[*16]。歴史上何度も登場した4分音[*17]を用いた作品は、結局のところ、広く受け入れられるに至らなかった。古典的ペルシャ音楽は4分音が実際に用いられている可能性を示唆する音楽と言われるが、インド音楽同様に12半音階を修飾する付属的音程の要素が強い。

　平均律の構成要素がどこまで「自然の掟」に従っているかの議論はこのぐらいにしておいて、音階と暦とにまつわる奇妙な一致について考えてみたい。

　お互いに整数倍（もしくは、整数分の1）の周波数を持つ音のグループは倍音（harmonics）と呼ばれ、同一の音名を持つ。数学的には「周波数の倍数関係」とは「周回の倍数関係」と置き換えることができる。つまり、周波数とはある一定時間内に決められた円周を何度回るかと一致した概念なのである（図8）。

　隣り合った倍音が1オクターブである。この関係を周回で考えてみると、1オクターブとは1周の概念に近い。したがって、半音階の概念とは1周を12に分けたものとも解釈できる。

　奇妙にも1年が12ヵ月の概念と一致する。

[*15] 音楽家の中でもオクターブの音程が微妙に違うことは良く知られている。
[*16] インド音楽の22音階なども本質的には平均律に集約されると言われる。
[*17] 半音を二つに分けた音。

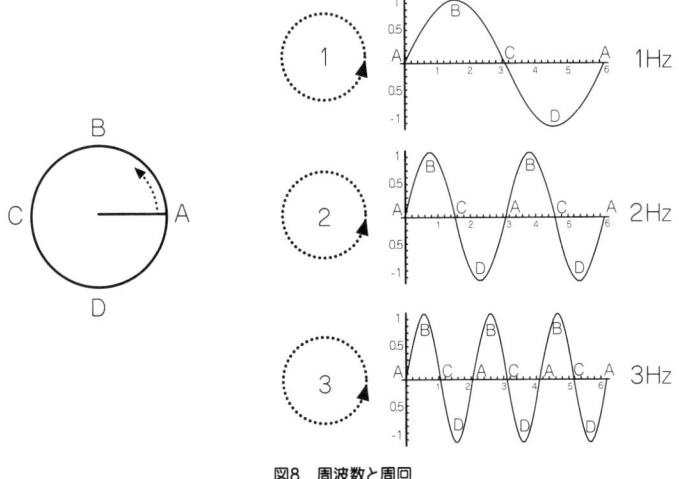

図8 周波数と周回

実は12という数は、リーマンが拡張したゼーター関数より導き出される「整数[*18]の無限の和」にも登場する(**メモ8**)。素粒子論で物質を形成する最小の単位とされるフェルミオンの数も12である。すべてが偶然の一致とも言い切れないところに、自然の面白さがある。

人が感じる「都合のよさ」には、自然界の掟が作用している可能性もある。

音階には12に加えてもうひとつの数が登場する。7である。

平均律を基準とした音楽は12半音階から7つの音を選んでできる全音階(diatonic scale)を用いることを基本とする。ド、レ、ミ、ファ、ソ、ラ、シである。実は、この7という数字はヒトの短期記憶(short

---

[*18] 正確には正の整数(自然数)

term memory）を左右するマジックナンバーとして有名である（**メモ9**）。

そして、12と7とは3と4と深い関係にある。

$$3 + 4 = 7$$
$$3 \times 4 = 12$$

淋しがりや

その長さが単純な整数比である二つの弦を振動させてできる音は、きれいなハーモニーを奏でる。この協和音の原則を最初に記載したのはギリシャのピタゴラス（Pythagoras）であるといわれている。その関係が2：1、3：2、4：3のときを完全音程（perfect interval）と呼び、それぞれ、オクターブ、完全五度（perfect fifth）、完全四度（perfect fourth）と呼ばれる。この三つのハーモニーが音楽の基本となっている。

張られた弦を弾いて音を出すとき、弦の振動に見られる波を定在波（standing wave）という。弦の長さはその波の半波長に当たる（**図9**）。

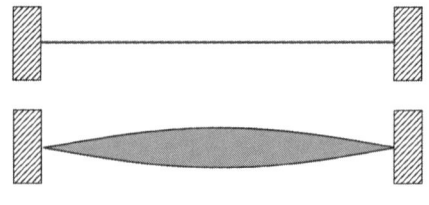

図9　張られた弦（上）と対応する定在波（下）

したがって、弦の長さの整数比とはすなわち波長の整数比のことを意味する。きれいな整数比の長さを持った弦が奏でる音は、「波長が合う」のである。

波長 λ と周波数 f との間には v を波の速さとして、

$$f\lambda = v$$

の関係がある。したがって、波長の整数比とはすなわち周波数の整数比の意味であることがわかる[*19]。

純正律でのドレミファソラシドをそれぞれ周波数の比で表すと[*20]、

ド	1：1	主音（tonic）	C
レ[*21]	10：9	長二度	D
ミ	5：4	長三度	E
ファ	4：3	完全四度	F
ソ	3：2	完全五度	G
ラ[*22]	5：3	長六度	A
シ	15：8	長七度	B
ド	2：1	オクターブ	C

となる[*23]。ほとんどの音が割とすっきりとした整数比を示すのに、レとシはちょっと複雑である[*24]。

ここで、周波数（波長）と周回との関係を使って音階を考えてみよう。音名を円周における位置を表すものと考えて、その位置を決定してみる

[*19] 環境を極端に変えない限り、波の速さは一定である。
[*20] ハ長調（C major）の場合の音名を一緒に記載する。
[*21] 9：8（大全音）をとる場合もある。
[*22] 7：4（自然的短七度）をとる場合もある。
[*23] この他、主要なものに6：5（E♭、短三度）、8：5（短六度、A♭）、9：5（短七度、B♭）がある。
[*24] 暦も大の月が7つ、小の月が5つでできている。本来ならば、2、4、7、9、11月を小の月にしておけば、ピアノと合致する。平均律にすると端数がでるから、純正律を採用して大の月を31日のままにおき、小の月の基本を30日としておいて、レとシにあたる2月と11月を29日とすれば…、などと夢も膨らむ。学問とは、そんなものである。

リーマン紀元

のである。

　周波数とは、周回で言えば同一時間内に出発点に帰って来る数を表すものであることを思い出して欲しい。そこで、倍音の周波数の比２：１とは、ある一定時間内に１周してくる音（C）を基準としたときに２周してくる音と解釈できる。これは、円の上では、同じ場所に帰ってくるから、同じ音（C）である。完全五度の３：２の場合は、１周してくる音（C）を規準としたときに3/2周する音と解釈できるから、円の上では、手前をCとしてGはちょうど180°先の反対側に位置することになる（**図10、カラー口絵**）。

　同じようにして考えると、FとAは一周を３で割ったときの位置であることがわかる。Eは一周を４で割ったときの位置でこれはGと同じグループに属する[*25]。Dは1/3の1/3で３のグループ、Bは1/4の1/2で４のグループに所属する。

　これが、ハ長調でピアノの白鍵に当たる七つの音である。

　ついでだが、黒鍵の音は５のグループになる。D♭は純正律で16：15の関係にあり、1/3の1/5で、やはり５のグループであることがわかる。どうも、５は淋しがりやさんらしい。

　全部のグループの音を一緒の円に並べてみると、12半音階がきちんと並ぶことがわかる（**図10、カラー口絵**）。ただ、良く見ると最初の部分が混んでいて、最後が空いている。少し考えてみると、これは、ひとつオクターブ上のCを一周回っても同じ位置に帰ってくるとしたからであることに気づく。つまり、２倍音は同じ音名を持ってはいても、周波数としては二倍であることを考慮しなければならないのである。

[*25] ちなみに、Eの反対側に位置する音（７：４）はナチュラルB♭（自然的短七度）と呼ばれ、声楽ではよく用いられるAである。

そこで、「円周における位置」という音名の定義を「中心から同じ方向の位置」に変え、原点からの距離が波長を表すと考え直してみる（メモ10）。すると音階とは、実は円ではなく螺旋に乗っていることが判明する（図11、カラー口絵）。内耳にある音を聞き分ける器官である蝸牛が、螺旋構造を持っている理由も納得できる（図12）。

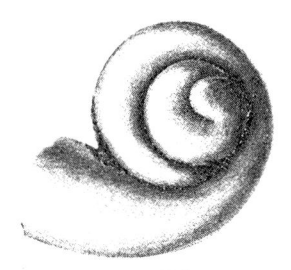

図12　蝸牛

　脳に内在する音の感性の基本は音の調和がもたらす「心地よさ」に集約されるようである。そして、その主体は3と4とに密接に関連した世界であり、時に5を含み、結果として、12と7とを内在する[*26]。内耳における音の物理特性だけでは決定できない要素を、多大に含んでいる。
　脳とは、不思議な存在である。

ついでにもうひとつだけ、7を使った数字の遊びをしてみよう。

1を7で割ると、「142857」が永遠に繰り返されていく。

[*26] ちなみに、3、4、5は直角三角形を形成する整数の辺の長さとしても有名である。$3^2 + 4^2 = 5^2$である。

リーマン紀元

$$1 \div 7 = 0.\dot{1}4285\dot{7}$$

である。

この「142857」という数の並びは不思議な現象を見せる。2から6までの整数をかけるとその順番を代えるのである。

$$142857 \times 2 = 285714$$
$$142857 \times 3 = 428571$$
$$142857 \times 4 = 571428$$
$$142857 \times 5 = 714285$$
$$142857 \times 6 = 857142$$

7をかけると「999999」となることの理由は、賢明なる読者にはすぐにおわかりいただけるだろう。つまり、

$$\frac{1}{7} \times 7 = 1 = 0.99999\cdots$$

である。

まだまだ、面白いことがそこら中に転がっている。ものを考えるための材料は尽きることがない（**メモ11**）。しかし、これ以上話を進めると、どんどん「遊び」の要素が強くなり、「科学」から遠ざかってしまう。そこで、このあたりで数字の遊びは止めることにする。

世の中には数え切れない「現象」がある。その中にはさまざまな「奇妙な一致」が存在する。その現象論的記載は認められるが、相関の科学的根拠を求めると、怪しくなる。要注意である。

科学とは飽くまでも事実の検証の積み重ねを意味する。したがって、論理の飛躍は許されない。「偶然の一致」は、科学的根拠が証明されない限り、「偶然の一致」に過ぎない。事実、単なる「偶然の一致」であ

ると証明されることがほとんどである。

　それでも、あまり約束事にこだわっていては奇抜なアイデアは浮かんでこない。コペルニクス（Nicolaus Copernicus）が空を眺めていたように、ときおり、周りを見渡して考えてみることも重要である。自由な発想に罪はない。一見関係のないようなことから自然の摂理を見つけ出す能力は、正確な知識と自由な思考のどちらかが欠けていても、生まれてこない。

　哲学と物理学が乖離を始めた頃から、科学の世界では「分極化が生み出した視野の狭さ」が顕著になり始めた。脳科学の諸分野も例外でなく、学問が進みすぎてしまったための弊害から脱却できないでいる。

　学際性（interdisciplinary）は21世紀の科学を代表するキーワードであると同時に、人類が原点に戻るための基本事項でもある。全体像を見る能力こそがヒトという種に与えられた特殊能力であることを、もう一度思い出してみたい。

　12と7とが一次元的なマジックナンバーだとすれば、二次元平面を扱うとすぐに出てくるのが6である。亀の甲羅の模様として名高い六角形（hexagonal）のことである。雪の結晶（図6、カラー口絵）にも、実は、脳にも六角形が現れる。

　これにはある程度の科学的根拠がある。しかし、その話には触れないことにしよう（メモ12）。

自然科学紀元

　自然科学の歴史にはいくつものターニングポイントが存在する。コペルニクスの地動説も、ニュートンの力学も然りである。しかし、本当の意味で自然科学がその方向性を大きく変えた時代は、20世紀であった。そしてそれは、19世紀のドイツが生んだ数学の巨人、バーンハード・リ

ーマン（Georg Friedrich Bernhard Riemann）の業績に負うところが多い。

リーマンはそれまでの自然科学が持っていた基本的な発想を大きく転換させ、すべての自然科学の根本を揺るがす結果をもたらした。それはまさに近代科学の創世記であった。近代科学を語る限り、その暦はリーマンの誕生をもって始まるべきなのかもしれない。

リーマン紀元である[*27]。

リーマンは1826年9月17日ハノーバー王国のダネンベルグ（Dannenberg in the Kingdom of Hanover）に生まれた。14歳までエルベ川（Elbe river）沿いの小さな開拓集落で育ったリーマンは、初期教育をハノーバーとリューンバーグ（Luneburg）、高等教育をゲティンゲン（Gottingen）とベルリン（Berlin）とで受けることとなる。博士号は1851年、数学の巨匠ガウス（Carl Friedrich Gauss）の下で獲得している。

病弱であったリーマンはその一生を通じて人との交わりを苦手とした。部屋にこもって学問と向かい合うことを好み、身近な仲間以外の人間との交流はほとんど持たなかった。著名な物理学者ウエーバー（Wilhelm Weber）の姪に恋をしたものの、結局のところ、身近な妹の友人、エリーゼ（Elise Koch）と結婚することになる。それでも、結婚生活そのものは幸せだったようである。

リーマンの偉大さは「概念の自由な拡張」と集約できる。

リーマン紀元後の科学は「見えるものがすべてではない」ことをはっきりと認識し、それまでとは明らかな一線を引いた方向に展開してゆく

[*27] リーマン歴で考えるとアインシュタインは53 PR（Post Riemann）の生まれで、21世紀の始まりは176PRとなる。近代科学はまだまだ歴史の浅いものである。

ことになる。幾何学は非ユークリッド幾何学へ、力学は量子力学へ、そして、数学における証明とは「計算の結果ではなく思考の結果によりなされるべきもの*28」となった。

　もちろんこれは、リーマン後の科学がリーマン前のそれよりも優れていることを意味するのではない。ニュートン力学がそうであるように、実生活における実践の科学では、リーマン以前の自然科学がより有用であることが多い。しかし、科学の進歩が概念の拡張の過程である限り、リーマンのもたらした「自由度の高い概念」の重要性には、計り知れないものがある。

リーマン紀元後の脳科学

　自然科学の中で「リーマン暦」を採用していない世界の一つが、脳科学である。いまだに、脳機能をニューロンの複合機能としてのみ捉えている。これは、複素数空間を扱わない実数空間だけでの科学原則に似ている。

　脳科学の中心教義、ニューロン絶対主義に真っ向から挑む渦理論は、いわば、リーマン紀元後の脳科学である。

---

*28　ヒルベルト空間で名高いヒルベルト（David Hilbert）の言による。

渦理論

透明の設計図

　脳神経系は中央に座して全体をコントロールする中枢神経系（central nervous system）と、身体中を走り回り中央からの命令を伝達する末梢神経系（peripheral nervous system）とに分かれる。中枢神経系は骨に守られて存在するが、頭蓋に収められている部分を脳（brain）、脊柱に収められている部分を脊髄（spinal cord）と呼ぶ（図13）。

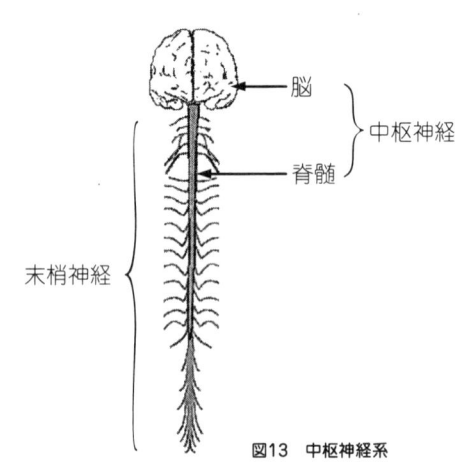

図13　中枢神経系

　脳を頭蓋から取り出してくると大きな球と小さな球があることがわかる。前者が大脳（cerebrum）、後者が小脳（cerebellum）である。大

脳と小脳をつないでいる、脊髄の延長のような部分は脳幹（brain stem）と呼ばれる（図14）。

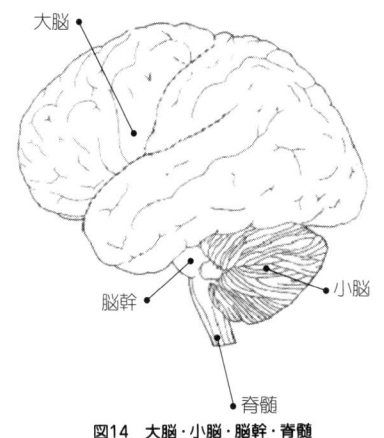

図14　大脳・小脳・脳幹・脊髄

　そして、こころは大脳がつかさどる機能である。

　大脳の基本構造は情報処理をするニューロン群が存在する皮質（cortex）とニューロン群同士を結ぶ電線、つまりは軸索が主体となって作る皮質下白質（subcortical white matter）とからなる（図15、カラー口絵）。軸索は髄鞘（myelin sheath）と呼ばれる絶縁体で包まれており、肉眼的に白っぽく見えるところから白質との名が付けられた。それに対応して皮質のような、主に剥き出しのニューロンが存在する場所はグレーがかった色をしており、灰白質（gray matter）とも呼ばれる。

　大脳皮質は、コラム（cortical column）とよばれる円柱のようなユニットが、二次元平面上に無数に並べられたような構造を持っている。このコラム構造が大脳皮質の最大の特徴である。

　これは、鉛筆の束のような構造と考えるとわかりやすい。表面から見ると中央に芯のある六角形がぎっしりと並んでおり、横から見れば円柱

が並んだようになっている。全体としてはひとつの塊（脳）として捉えられるが、鉛筆１本が一つのコラムに相当し、一つの機能ユニットを形成する。ひとつひとつのコラムを取り出してくると、それぞれは六つの層を持っていることわかる[*29]。総合して、大脳皮質の６層コラム構造と呼ばれる（図16）。

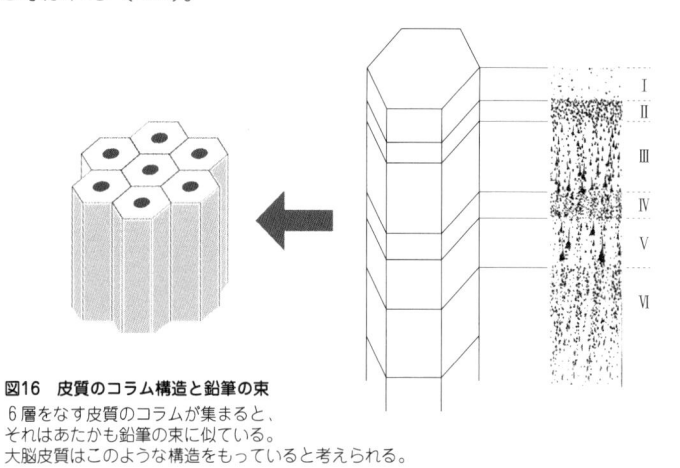

図16　皮質のコラム構造と鉛筆の束
６層をなす皮質のコラムが集まると、
それはあたかも鉛筆の束に似ている。
大脳皮質はこのような構造をもっていると考えられる。

　大脳皮質の６層コラムが作られてゆくプロセスは、発生学的にはっきりと理解されている。

　胎生期にはまず、骨格構造が現れる。

　この骨格構造は脳が完成した時点で消失してしまうのだが、脳がどのように作られていくかを決定する重要な存在である。その任務を担うものが、ラジアル線維（radial fiber）と呼ばれる、胎生期特有の細胞、ラジアルグリア細胞（radial glial cell）が作るワイヤーのような構造で

[*29] 例外的に６層ではない皮質も存在する。海馬など古い皮質と呼ばれる部分である。

ある（図17）。

　皮質を構成するニューロンは自分たちが住み着く皮質そのもので生まれるのではなく、皮質とはかけ離れた神経上皮細胞層と呼ばれる部位で生まれる。そして、決められた皮質コラムへ向かって長い道のりを移動する。その移動をガイドするのが、ラジアル線維なのである。

　ニューロンの赤ちゃん[*30]は神経上皮細胞層で生まれ、ラジアル線維を伝わるようにして自分の移動先を見つける（図17）。暗闇の洞窟で綱を頼りに移動するようなものである。

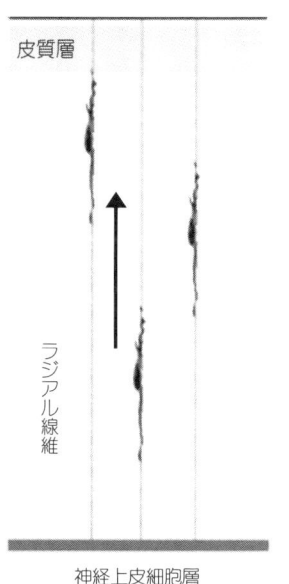

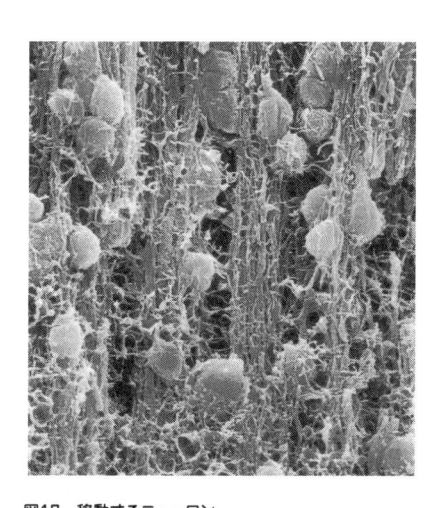

図17　移動するニューロン
ニューロンの赤ちゃんは神経上皮細胞層で生まれ、ラジアル線維を伝って自分の移動先を見つける。右の写真は、ラジアル線維と移動しつつある神経芽細胞の走査電子顕微鏡写真（提供・新潟大学名誉教授　生田房弘先生）。

[*30] ニューロンとなる未分化の細胞で、神経芽細胞（neuroblast）と呼ばれる。

最初に表面まで到達した細胞が6番目の層の細胞となり、以降、順次に積み重ねるようにして細胞の移動が起こり、六つの層の形成がおこなわれる。構造が完成すると、ラジアル線維は消失する。ニューロンとニューロンとのつながりは、六層が完成してからおこなわれる。

　初めて聞く人にはわかりにくいかもしれない。そこで、もう一度、皮質が作られる過程を六階建てのビル建設にたとえて考えてみよう。それぞれのコラムが六階建てのビルひとつと考えるのである。
　まず、真中に材料を運ぶエレベーターを作る。それがラジアル線維である。材料は地上で作ってエレベーターでそれぞれの階まで運んでゆく。ニューロンの赤ちゃんが神経上皮細胞層で生まれて、ラジアル線維に沿って皮質を作っている場所まで移動することと同じである。
　一階をまず作る。それが終わったら、今度は材料を二階に運んで二階を作る。同じように、三階、四階と積んでいって、六階まで作ったらエレベーターは取り壊してしまう。結果として、六階建てのビルがエレベーターの存在した穴を真中に残して完成する（図18）。その後、外部と内部の電線をつないで完成となる[*31]。

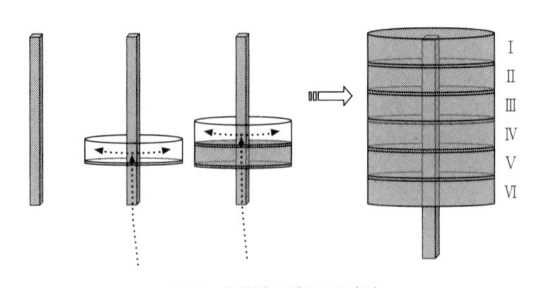

図18　六階建てビルの工事法

[*31] 通常のビルでは工事用のエレベーターとクレーンを移動させてビルを作り、最後に残った縦に伸びる穴の部分を、人用のエレベーターに活用することが多い。皮質の場合はもう細胞を移動させることがないので空間のまま残すことで、違った機能を持たせるのである。

脳の形成は、六階建てのビルをいくつも同時に並行して建ててゆくようなものである。まず、ビルの数だけのエレベーターが、並行して作られる。エレベーターとエレベーターの間隔はちょうどビルが完成したときに埋まるようにデザインされる。そして、このエレベーターの配置の状態が、完成したときの全体像を決定する、張りぼてのワイヤーの役目をしている（**図19、カラー口絵**）。

　ここで強調しておきたいことは、この張りぼてのワイヤー、つまりは、ラジアル線維がどのように張りめぐらされているかが、脳の最終的な形態を決定していることである。ビルの例で言えば、すべてのビルが建てられたあとの地域全体の外観のようなものである。つまりは、ラジアル線維が成長と共にどのように伸びていくかが脳の形を決めるのである。

　もし、ラジアル線維が外に向かってまっすぐに成長していったとすれば、脳は球形になるはずである（**図19、カラー口絵**）。ところが、実際の脳は奇妙な形をしている。そして、同じ種における脳の形態は、基本的に同一である。ヒトの脳も、個々のバリエーションを除けば同じ格好をしている。

　これは、ラジアル線維が伸びてゆく方向を決定する、何らかの法則が存在することを意味する。**法則が存在するからこそ、脳の形が一定化されるのである。**しかし、その法則は、単に伸びていくだけの法則ではない。

　いったい、どのような法則なのだろう？

　DNAには詳細な脳のブループリントは書かれていない。たとえあったとしても、そのブループリントを見ながら「作るひと」は存在しない。

　自然界の原則である。

　まあ、どうにかしているのだろう、では科学にならない。

　自然界における形態形成は自己形成からなる。そして、自己形成はマルコフ連鎖の原則に従う。それは、一つの操作の繰り返しでおこなわれる過程である。

だとすれば、ラジアル線維が伸びてゆく過程もマルコフ連鎖よりなり、結果として脳の形も自然と決定されるのであろう。
　そんな都合のいいものはあるのだろうか？
　実は存在する。**熱対流（heat convection）の法則である。脳の形は熱対流の法則に従った自己形成からなるのである。**
　これは、ラジアル線維が、太陽に向かって伸びていく芽のようなものと考えれば、納得がいく。ラジアルグリア細胞という種（たね）からラジアル線維という芽が出て、太陽に向かって進んでいくのである。芽の進んだ軌跡には茎のような構造が残されていく、それが、ラジアル線維である。

　ラジアル線維は熱対流の法則に従ってその先端を進めてゆく。
　では、ラジアル線維の先端は、熱対流の方向をどのようにして見つけるのであろうか？
　最も簡単な方法は、熱対流に沿って移動するガイドとなるガス状の流体を放出することである（図20）。放出されたガス状の流体（図ではNO）は、その点における熱対流の原則に従って移動する。ラジアル線維は、流体の後を追って（濃度の高い方に向かって）、進んでゆけばよ

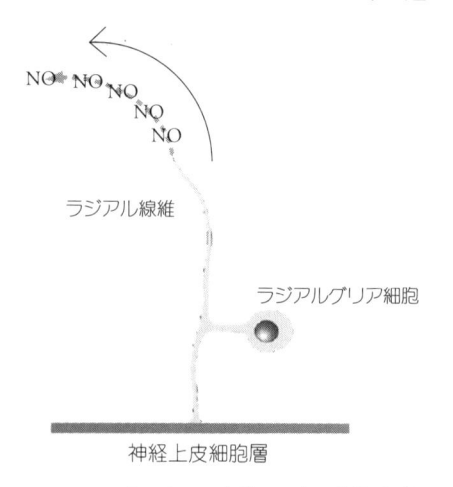

図20　NOのようなガスを出しながら進むラジアル線維の概念図

い。自然と、熱対流の全体像に従った道を進むことになる。

　ラジアル線維の進んだ軌跡は、すなわち、ラジアル線維の張り方となる。それは熱対流の全体像と一致する。ニューロンの赤ちゃんはラジアル線維が作り出す張りぼてに従って移動し、やがて、脳が形成される。

　結局のところ、**脳の形態は、熱対流の全体像と一致する**ことになるのである（図21、カラー口絵：脳の形を創り出す方程式は『脳の方程式　いち・たす・いち』101-2ページ参照）。

　熱対流は複雑系の原則に従って透明の設計図を描いているのである。
　この設計図は、局所局所でまったく同じ原則の操作を繰り返すことで追跡可能な設計図である。設計図に沿って移動するラジアル線維は、設計図の全体像を知る必要がない。ある時点でラジアル線維の最先端が置かれた部位で、熱対流がどちらに向かうかを調べてみれば、次に進むべき方向性が決定できる。太陽に向かって進む芽が、自分が存在する場所にどのように到達したかとは無関係に、ただ、その時点から太陽に向かって進むようなものである。

　莫大な数のラジアル線維が、同時に、予定された設計図通りに張りめぐらされ、脳の形の骨格が形成される。そのようなことが可能となるのも、基本的な物理原則に基づいた**透明の設計図**が存在するからである。無数のラジアル線維は同時に、それでも独立したままその設計図に沿って伸びてゆき、やがて、透明の設計図に書かれていた形態はラジアル線維によってアウトラインが決められた張りぼてとして、現実のものとなる。あとは、そのガイドワイヤーに沿ってニューロンとなる細胞を運べばよいのである。

　細胞の移動が終了し、コラムの原型が出来上がれば、もうラジアル線維（エレベーター）はいらない。そこで消滅する。その後、電線を張りめぐらす。遠距離からやってくる電線のような軸索の連絡網は、それぞれがラジアル線維がやったと同じ操作、つまりは、熱対流に沿って線維を伸ばすという操作をおこなうことで、透明の設計図を辿ることができる。これは、それぞれ線維がどこから出発したかにまったく依存せず、

それでもなお正確に設計図通りの道を辿る。どこから、いつ、どのように出発したとしても、自分が到達するべき場所に到達できるのである。

基本物理原則という赤い糸で結ばれた、カップルのようなものである。知らず知らずのうちに、自分が結ばれるべき相手と出会うのである。ある意味で、脳形成はロマンティックな現象である。無数のコラムと無数の電線とを持った大脳の構造が、ほんの少しの法則だけで、整然と出来上がってゆく。複雑系と自己形成の極意である（メモ13）。

恒温動物は高い中核体温を持つ。特に胎児のそれは高く、脳では中核から羊水に向かって一定の熱放射が起こる。この熱放射が必要な熱対流を起こすための条件を満たす。胎盤の機能のひとつに正確な温度調節があることも納得できる。哺乳類が羊水の中で育つ理由のひとつと考えられる。

小脳チップ

脳にもニューラルネットと同様、入力信号に重みをかけることで学習、記憶する機能構造が存在することを示し、脳機能解明への突破口を開いたものが小脳の研究である。現在、小脳の持つ学習の単位構造はシリコンチップに対応させて、小脳チップと呼ばれている（図22）。

小脳チップは出力ニューロンであるプルキニエ細胞（Purkinje cell）を中心に構成されている。小脳に到達した情報は、まず、多数の「前処理ニューロン[*32]」で一定の処理がおこなわれ、最終的に、平行線維（parallel fiber）としてプルキニエ細胞につながる。プルキニエ細

[*32] 小脳の顆粒細胞（granular cell）などである。

図22 小脳チップ
小脳は出力ニューロンであるプルキニエ細胞を中心に機能単位(伊藤正男博士の小脳チップ)を作っていると考えられている。情報は小脳のネットワークで複雑に処理された後に平行線維(parallel fiber)としてプルキニエ細胞に伝えられる。学習効果は平行線維とプルキニエ細胞とのシナプス効果の可塑性によって記憶される。登上線維(climbing fiber)はプルキニエ細胞を一対一で発火させ「学習」を促す役割を持つ。

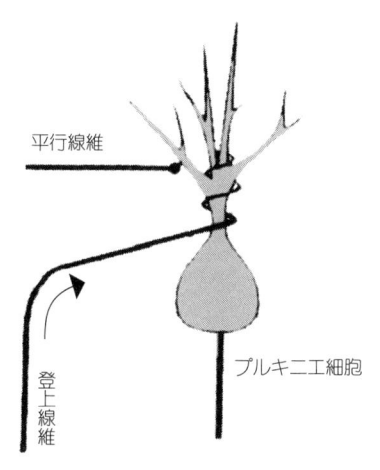

平行線維

登上線維

プルキニエ細胞

胞は、平行線維からの多数の入力の総和がある一定の閾値に達すると発火するのである。

平行線維からプルキニエ細胞の樹状突起への信号の伝わり方は一様ではなく、それぞれのシナプスで違った効率を持つ。これは、シナプス効果(transmission efficacy)と呼ばれる。そして、この効率が学習によって変化する。小脳チップは、まさに、マッカロー・ピッツ型の機能を持ったニューロンなのである(図5参照)。そして、脳におけるシナプス効果の変化を用いた学習が、可塑性(plasticity)と呼ばれる現象である。

小脳チップが適切な学習をするためには、実は、もうひとつの要素が必要となる。それぞれのシナプスで学習をするかしないか、言い換えれば、シナプス効果を変える必要があるかどうかを判断する過程である。

と、言われても、少しわかりにくいかもしれない。そこで、ある情報が前処理を受けてプルキニエ細胞に入力信号が届いた場合を想定して考えてみよう。

入力信号が届いた時点では、それぞれのシナプス効果(信号の伝わる

重み）は決まっている。それに従って、複数の信号がプルキニエ細胞に伝達され、その信号の合計が閾値に達するかどうかで、プルキニエ細胞が発火するかしないかが決まる。この時点では、プルキニ細胞の決定が好ましいか好ましくないかはわからない（図23）。

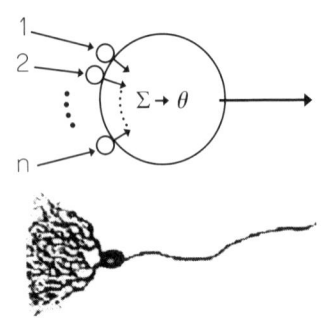

図23 マッカロー・ピッツ型ニューロンとしてのプルキニエ細胞
（登上線維のない状態）

　プルキニエ細胞の決定が正しかったどうかは、施行された運動によって決まる。それは、多数のプルキニエ細胞の発火状態とプルキニエ細胞以外の多くのニューロンの発火状態で決定されている「結果」である。それが好ましくなかった場合は、それぞれのプルキニエ細胞に「好ましくなかったこと」が、フィードバックされる。
　それが、誤差信号である。

　たとえば、視野の片隅に物体を見つけた場合を想定してみる。
　とつさに、目を動かしてその物体を注視しようとする。脳は最初に視野に入れた物体の位置を予測して、どれだけの速度でどれだけの位置まで目を動かせば、注視できるかを決める。実際にやってみて、物体が予定通りに視野の真中に来て、注視できればそのままだが、ちょっとずれていた場合は誤差信号が生まれるのである。

　脳は多数のニューロンの発火によって、ある特定の「結果」を生み出

す。それは、脳がその時点で出したベストの予想に基づいておこなった「行動」により生み出された「結果」である。予定通りの結果が生まれなかった場合は、最初に立てた予想が間違っていたことになる。それが誤差である。誤差の存在は、もともと予想を立てたニューロンたちにフィードバックされて、誤差を最小にするための微調節がおこなわれる。誤差がある限り、このプロセスは続けられる。

　それでは、プルキニエ細胞はこの誤差信号をどのようにして受け取るのだろう。登上線維（climbing fiber）である。学習するべきかすべきでないかを伝える信号である誤差信号を運ぶ神経線維が、登上線維なのである。
　そして、登上線維の発火がある限り、プルキニエ細胞は学習を続け、シナプス効果が変更されてゆく。やがて、予測と現実が一致して誤差信号がなくなると、登上線維の発火が止まり、その時点でのシナプス効果が維持される。学習による記憶である。
　素晴らしい脳の構造である。
　神経生理学では、誤差信号そのものも情報処理の一部と考えている。しかし、厳密に言うと、その信号は誤差の内容を情報として運ぶ必要がない。つまり、登上線維はプルキニエ細胞の学習を促す役割を持つが、学習の内容はそれぞれのシナプスに任せて良いのである。言い換えれば、登上線維は誤差があるかどうかだけを伝える役割を担い、情報として特異的な誤差信号を運ぶ必要がない。登上線維は学習機能を発動するか否かを決める制御スイッチのような役割をしているのである。

　ニューラルネットでは、ある一定の条件を満たすまでは学習を続けることが前提とされている。そして、条件が満たされたとき、学習を停止する命令が伝えられる。小脳チップでは学習を促す命令が届くのに対して、ニューラルネットでは学習の停止を伝える命令が伝えられるのである。結果として、両者は同じ意味を持つ。したがって、マッカロー・ピッツ型のニューロンを小脳チップに対応した正確な図式で表わすとすれ

ば、トリガー（この場合は停止命令が伝わる）を含んだものでなければならない（図24）。

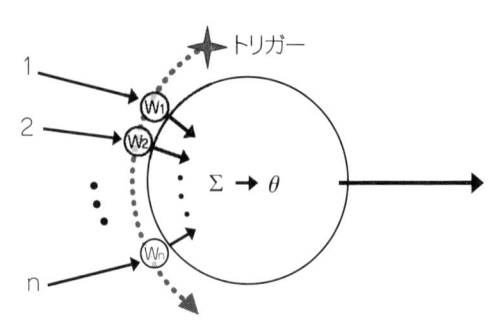

図24 トリガーがかかったマッカロー・ピッツ型のニューロン

　不思議なもので、トリガーの存在（停止信号の存在）を強調しない議論が続くと、人は、学習するニューロンに学習を促す信号が到達しない場合でも、すべての学習の目的が達成できるとの錯覚に陥る。「外から操作をおこなう人」が存在するニューラルネットでは可能かもしれないが、自動的に活動する生体では、不可能なのである。

進化の必然性

　小脳チップは、マッカロー・ピッツ型のニューロンに相当する構造が実際に脳に存在することを証明した。ニューラルネットは、マッカロー・ピッツ型のニューロンを統合することで、どのように複雑な情報処理装置も構築可能であることから生まれた学問である。それが事実ならば、小脳チップだけで大脳機能も構築できたはずである。

　それでも脳は進化を続けた。

　もし、小脳にある構造で情報処理のすべてが完了できるのだったら、進化する必然性がなかった。容量が足りなかったのならば、小脳が大き

くなれば良かったのである。しかし、明らかに大脳は小脳とは違う構造を持っている。

進化は飛躍を許さない。

だとすれば、大脳の構造は小脳の改良型である可能性が高い。

それならば、小脳と大脳との構造を小脳チップの立場から比べてみればよい。そこから、大脳の基本構造が理解されるはずである。

プルキニエ細胞（Purkinje cell）に対応する大脳皮質の出力ニューロンは錐体細胞（pyramidal cell）である。小脳の顆粒細胞のような「前処理ニューロン」は大脳にも無数に存在する。小脳の平行線維に対応するものは皮質内線維（Intra-cortical fiber）で、「前処理」を受けた結果が皮質内線維を介して錐体細胞に伝えられる。錐体細胞の樹状突起につながるそのシナプスには、平行線維とプルキニエ細胞の場合のように、高い可塑性が存在する。大脳は皮質内線維と錐体細胞とのシナプス効果の可塑性により、学習し、記憶するのである。

ここで、大脳に足りないものがあることが判明した。錐体細胞に直接巻きつく登上線維が存在しないのである。

登上線維は学習をおこなうかどうかの判断を伝える仕事をしている。その登上線維が存在しないのでは、錐体細胞は学習をするのかしないのかの判断を与えられないことになる。

それは、おかしい。

では、大脳の錐体細胞はいつ、学習をするかどうかを判断するのだろう？

結果が好ましかったか好ましくなかったかの情報は、どのようにして伝わるのだろうか？

それが存在しない訳がない。

だとすれば、どうして見つからないのだろう？

わからなくなったら、基本に帰ってみることである。

小脳の場合のように、大脳の基本構造は大脳全体で同一であり、単位構造の大脳チップよりなると考えてみる。進化の過程で小脳チップが大脳チップのモデルとなったであろうことはおそらく間違いないだろう。

　そこで、小脳チップを平面状に並べてみて小脳を考える。すると、小脳チップをどのように並べ変えてもそれぞれのユニットとしての機能には変化がないことに気づく。

　つまり、小脳チップはひとつのプルキニエ細胞を中心に、独立したひとつひとつの単位を完成していることが理解できるのである。言い換えれば、小脳チップは一次元的構造を持つのである。

　そこで、複数の出力ニューロンが一塊で単位構造を持つチップを考える。小脳チップの二次元化である（図25）。複数の出力ニューロンが同

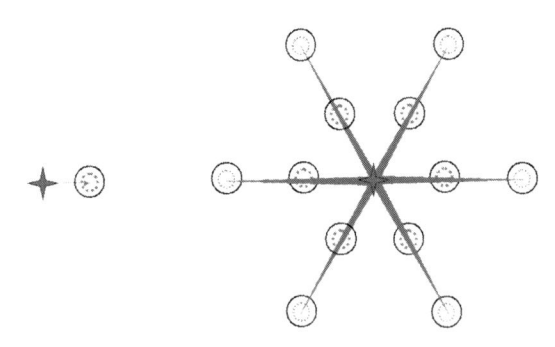

図25　一次元的小脳チップ（左）と二次元的大脳チップ（右）

時に同じ学習のための制御を受けるのである。そうなると、登上線維のように学習を促す装置が、一度に複数の錐体細胞を、同期したまま刺激する必要があることがわかる。そのような構造は、登上線維のような一つの電線をつなぐことでは達成できない。**同じチップに所属する複数の錐体細胞に同時に制御信号が届くための「分配器」のような構造を必要とする。**分配器に届いた制御信号は、分配器によって、同時に、同じチップに所属するすべての錐体細胞を制御するのである（図26）。

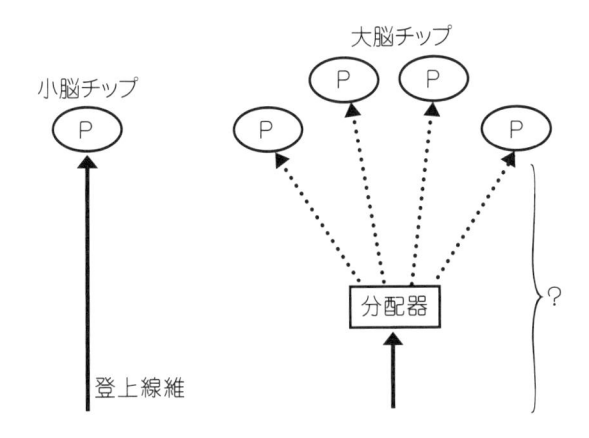

図26 大脳チップには分配器の構造が必要である

　大脳はおそらくはそのような構造を持っているのであろう。だとすれば、錐体細胞に直接巻きつく登上線維のような構造が存在しないことにも納得がゆく。

　大脳にはコラム構造がある。だとすれば、おそらくはその一つ一つが大脳チップを形成していると考えられる。そしてそれは、複数の錐体細胞を取り込んだ一つの機能ユニットとして働く構造を持つ、進化した小脳チップである。

　これで、大脳の神秘を解くべき基本設問（principal question）が判明した。「分配器」のような機能をもった構造を、脳の中に見つければよいのである。

　すぐにわかることは、「分配器」を作り上げる構造がニューロンではいけないことである。

　分配器となる構造をニューロンで作ってしまえば、最終的に錐体細胞にその信号が伝えられる構造がニューロンからの軸索、つまりは、神経線維となってしまう。とどのつまり、登上線維のような錐体細胞に直接的に巻きつく神経線維が存在することとなる。しかし、そのような構造

は存在しない。これでは、堂堂めぐりである。
　では、どのように考えればよいのだろう。
　簡単である。ニューロン以外の構造で同じような機能を持つものが存在すればよいのである。ニューロン絶対主義を忘れればよいのである。大脳の神秘を解くべき基本設問は、明らかにその方向性を示している。

　そうなると、根本的に考え直してみる必要がある。
　そこでまた、基本に帰ってみる。
　田なる自然の基本法則である。つまりは、形態である。

双子の兄弟

　大脳皮質に存在するニューロン以外の細胞の代表はグリア（glia）である。この細胞はニューロンとニューロンの間を埋めている膠の役目をしていることから、この名が付いた。しかし、現在では、グリアとニューロンとは同じ幹細胞（stem cell）より分化する兄弟であることが確かめられており、間隙を埋める役割だけを持つ細胞ではないと考えられている。ニューロン以外の機能構造を探るには、グリアの作る構造ほどもってこいの存在はない。

　グリアの基本構造は突起（process）とそれが作り上げるマトリックス構造にある。それが、ニューロン群の作る三次元の回路網の間隙を埋めている。そこでまず、この構造の役割を、もともとの仕事、つまりはニューロンネットワークの間隙を埋める細胞群として考えてみる。すると、人間社会は、同じような構造を持ち、同じような機能を担うものを多用していることに気づく。運搬時に精密機械の周りを埋めてその保護をおこなう梱包材、発泡スチロールである。
　考えてみれば、脳は常に頭蓋という容器の中に詰められたまま運ばれている状態にある。よほどの保護をしていなければ、すぐに壊れてしまう。

発泡スチロールは泡のような構造を作り上げることにより、容積があり、軽く、そのくせ丈夫な保護素材を形成している。ニューロンとニューロンの間隙を埋めるグリアが発泡スチロールのような構造を持てば、軽くて、かつ、丈夫な保護素材となる。実際に、**グリアは発泡スチロールのようなマトリックス構造をしている**。ニューロンのネットワークという精密機械を梱包して、頭蓋という箱に詰めるときに、精密機械どおりの格好をしたグリアという発泡スチロールが間隙を埋めていることは、理に適っている。

　発泡スチロールの基本構造は無数の泡で作られるマトリックス構造である。その点では、グリアのマトリックス構造も同様である（図27）。

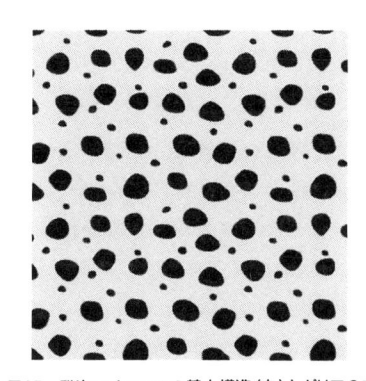

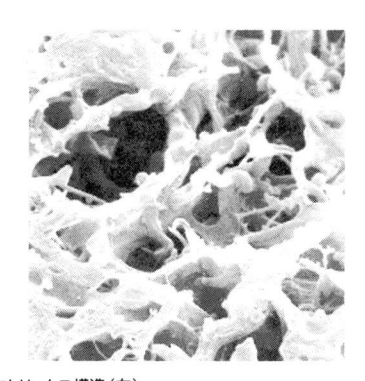

図27　発泡スチロールの基本構造（左）とグリアのマトリックス構造（右）
右はグリアの走査電子顕微鏡写真（提供：新潟大学名誉教授　生田房弘先生）。
注）電顕写真は腫瘍から撮られたもので、正常なそれの間隙は発泡スチロールに似てもっとせまく、細胞はもっと密な構造をしている。

　発泡スチロールにとって最も重要なことは、発砲スチロールの泡の中に空気が詰まっていることである。泡の中にもともとの物質、たとえば、プラスチックのようなものを詰めてしまったら、固形になってしまう。そうなると、発泡スチロールをデザインした意味そのものがなくなる。
　となると、グリアもマトリックスの間隙に細胞を作り上げている素材

と同じようなものを詰めてしまっては、マトリックスを作った意味がなくなることになる。細胞をつくりあげている基本的素材は水であるから、グリアのマトリックスの間には水を詰めてはいけないのである。水よりも空気に近い素材が詰まっていなければ意味がない。

　実は、この理論を実証する構造がグリアに見つかっている。その存在は長年知られていたが、その機能が謎であった構造である。グリアに無数に見つかるたんぱく構造で、アセンブリー（assembly）と呼ばれるものである。近年、これが水の出入りを調節するタンパク質、アクアポリン４（Aquaporin-4）であることが判明したのである。
　グリアはマトリックス構造を作りその間隙にある水をアセンブリーで吸い上げる。容量はそのまま維持しながら、軽く、丈夫な保護組織となる。ニューロンとニューロンの間隙を正確に埋め尽くす、発泡スチロールのような構造を作り上げるのである。
　脳はその容量と比較して細胞外液が極端に少ないことを特徴とする。グリアが発泡スチロールのような構造を作っていると考えれば、すべて、納得がいく。

　そう言われてから脳の構造を改めて眺めてみると、いろいろなことがわかってくる。
　ニューロンの外側の空間で明らかに水の存在が必要な場所、たとえばシナプス付近などでは、グリアがその突起を使ってしっかりとした密封構造を作っているのである。つまり、アセンブリーで水を吸い上げた空間へ水が染み出すことを防いでいるのである（**図28、カラー口絵**）。
　脳とは、そして、母なる自然とは、素晴らしいものである。

　さて、水を吸い上げられた間隙には何が詰まっているのだろう？
　空気の素材は、窒素と酸素、そして二酸化炭素である。生体の諸条件を考えると、最も適切な存在は二酸化炭素（CO_2）である[*33]。この点で、発泡スチロールとはちょっと違う。

グリアがマトリックス構造とアセンブリーによって作り上げる「乾いた空間（dry area）」は、グリアに知られているもうひとつの謎の構造、**高電子密度層**（electron-dense layer）の存在を保証する[34]。

高電子密度層とはグリアの突起が集合して作る軟膜（pia matter）[35]直下の層のことで、これは6層構造を持つ皮質の第一層と向かい合うようにして存在する（図29）。これまで、なぜこのように電子密度の高い膜がこの部分にだけ存在するかは、全くの謎であった。

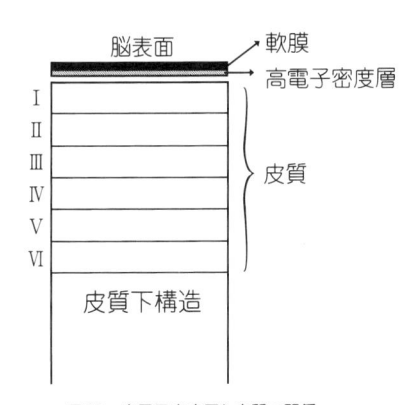

図29 高電子密度層と皮質の関係

水は優れた導体である。言い換えれば、水は電流を良く通すのである。電流とはすなわち電子の流れであるから、電子密度の高い膜が存在するためには、その膜が直接水に触れていない構造を確保しなければならない。言い換えれば、高電子密度層が向かい合った空間は、電気を通しにくい状態でなければならないのである。最も効果的な絶縁体は空気であるから[36]、高電子密度層の存在は、この層と向かい合う皮質の第一層

---

[33] 実はそれを裏づける事実がある。白質の細胞に二酸化炭素を調節する酵素（carbonic anhydrase）が多数存在するのである。
[34] 細胞膜の示す特異的な透過性のために膜の両側にイオン密度勾配を生じ、その結果生まれる電位（resting potential）とは、まったく異なった状態である。
[35] 脳の表面を覆っている膜。
[36] もちろん、二酸化炭素も素晴らしい絶縁体である。

との間の間隙が「乾いた空間」であることを強く示唆している。

　次に問題になるのは、なぜ、電子密度の高い層があるかである。
　これだけ特異的な構造があるとすれば、そこには構造に特化された機能が存在するべきである。どうして電子密度の高い層が大脳皮質の第一層と向かい合っているのだろう？
　その答えは大脳皮質の第一層に何があるかを見ることで判明する。
　錐体細胞の基本となる樹状突起である。
　大脳皮質の第一層は錐体細胞の樹状突起の分岐構造（dendritic ramification）を形成している。言い換えれば、錐体細胞は、自分自身が皮質のどこに存在するかにかかわらず、その基本となる樹状突起を第一層に置いているのである（図30）。

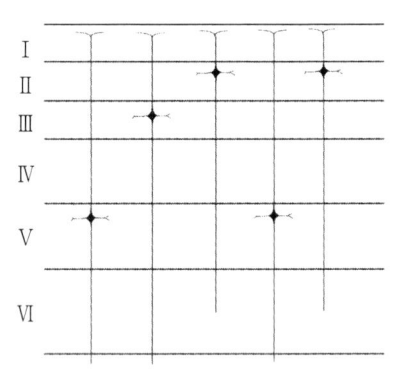

図30　錐体細胞の基本的樹状突起
錐体細胞は細胞体がどこにあろうと、その基本となる樹状突起を第Ⅰ層に置いている。

樹状突起とはなんだろう？
シナプスの受け側の構造である。
では、シナプスで信号を送る側は？

　通常のシナプスでは軸索の先端がその役目を果たす。シナプス終末

(synaptic ending) と呼ばれる。ニューロンからニューロンへの信号の受け渡しは、最初のニューロンのシナプス終末から放出される神経伝達物質 (neuronal transmitter) と呼ばれる化学物質によってなされる (図31)。

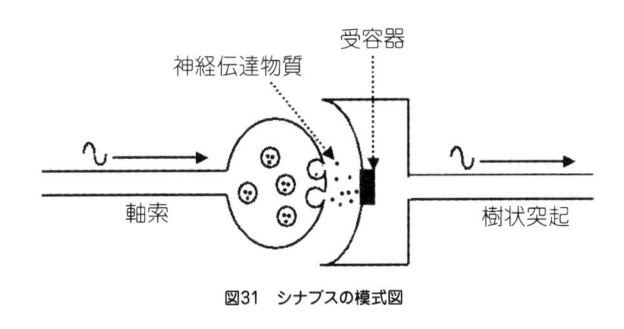

図31 シナプスの模式図

　神経伝達物質はシナプス間隙と水 (細胞外液) の中を泳いでシナプスの受け側にある樹状突起に存在する受容器 (receptor) に到達し、樹状突起に電気的刺激を発生させるのである。

　ふと考えてみると、シナプスは割と面倒な操作をしていることがわかる。
　ニューロンの運んできた電気信号をまず化学信号に変え、その化学信号が次のニューロンに到達し、そこで電気信号に戻るのである。もちろん、それはそれで重要な意味を持つ。しかし、信号伝達はこのような過程を経なければならないという理由もない。
　最終目標は、樹状突起に電気信号が伝わることである。だったら、直接電流を送っても同じことである。いや、むしろその方がてっとり早い。

　ここから、グリアが作る高電子密度層と錐体細胞の樹状突起とが構成する機能構造が見えてくる。それを、筆者は、ELDER (Electron-dense Layer and Dendritic Ramification) と名づけた。グリアとニ

ューロンの複合的信号伝達構造である（図32、カラー口絵）。

　高電子密度層と樹状突起との間の空間、シナプス間隙にあたる部分（ELDER 間隙）が比較的乾いた状態に保たれている時、その誘電率は低く、電子の移動は起こらない。これがスイッチの開いた状態に当たる。何らかの理由で水の含有率が上昇すると誘電率が上がり、電子の移動が起こる。これは、シナプスからの伝達と同じように錐体細胞の樹状突起に電気信号を発生させる。言い換えれば、**ELDER とは水を神経伝達物質とするシナプスなのである。**

　ELDER が水の含有率の変化をスイッチ代わりにしているとすれば、どのようにしてそれは制御されているのだろう？
　ELDER が脳機能にかかわっているのならば、そのスイッチは短時間に制御が働く機構、つまりは、瞬時に入れたり切ったりできるような機構でなければならない。アセンブリーで水を入れたり出したりしているような方法では遅すぎる。到底、追いつかない。瞬時に水の含有量を変化させる機構がなければならない。
　しかし、そのような機構など作ることができるのであろうか？

　母なる自然の大原則によれば、答えは常に、「恒常状態」と「形態」とにあると言う。
　だとすれば、アセンブリーによる水の調節は「恒常状態」の維持に関する機能であろう。つまり、ELDER 間隙の水含有率を一定に保つ機能である。
　すると、スイッチを入れたり切ったりする機能、言い換えれば、水の含有量を瞬時に変化させる機能を解く鍵は、またまた「形態」に隠れているはずである。

脳の渦

脳の形は熱対流の法則に従った自己形成からなる。

これは同時に、脳が実質的な球であること（virtual sphere）を意味していた。そしてそれは、それぞれのコラムが全体で等価であることを約束する（図33）。

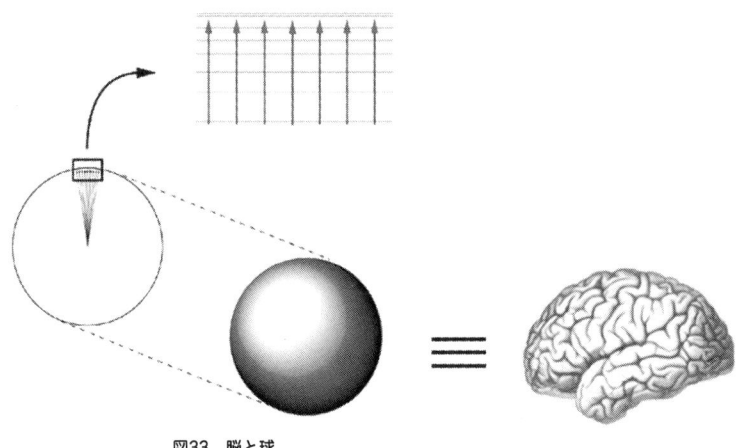

図33　脳と球
脳が球であることは、コラム構造の等価性を保証する。

大脳チップはそれぞれのコラム単位の機能構造と考えられる。

コラム構造を作り上げる骨格はラジアル線維が描く。

ラジアル線維は熱対流の原則が与える透明の設計図に沿って進み、脳の形態を決定する骨格構造を作り上げる。ラジアル線維を伝わって移動してきた神経芽細胞が、大脳皮質の6層構造を作り上げた後、ラジアル線維は消失する。したがって、コラム構造の真中にはラジアル線維が消失したあとの筒状の空間が残っている可能性が高い。

この空間はグリアによって作られるマトリックス構造の一部であり、水の含有量を低く抑えられた、「乾いた空間」であることは十分考えら

れる。

　この空間の構造的特徴は、もともと、熱対流の法則に沿って作り上げられた三次元構造を持つことである。ラジアル線維の消失後、二酸化炭素を主成分とする空気のような流体で埋められたとすれば、その流体は、この空間の中を乱れることなくスムースに流れることになる。なぜならば、もともと空気のような流体がスムースに流れるための物理法則、つまりは、熱対流の法則で作られた構造だからである。

　そして、スムースな流れを約束された空間を熱対流で流れる流体は、恒常性の高い定常流となる（メモ14）。この流れの行き着く先には、ELDER を内在する空間が待っている（図34）。

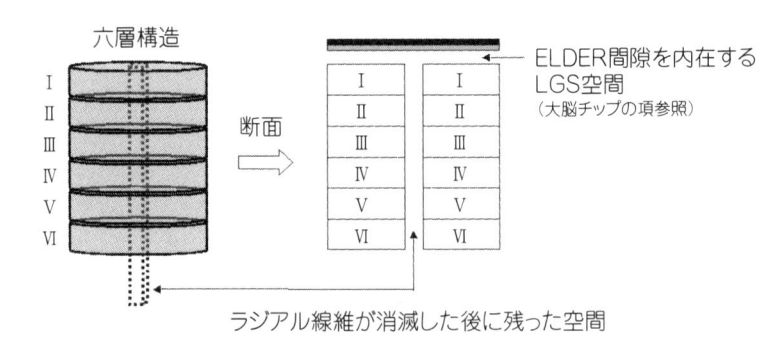

図34 ラジアル線維の残した空間とLGSとの関係
六階建てのビルが完成し、エレベーターが撤去されて空間が残された状態（左）がコラムの完成図である。軟膜と高電子密度層との関係も考慮してラジアル線維が残した空間を中心に断面を作ってみると、その空間がELDER間隙を内在する空間（LGS）につながることがわかる（右）。

　ここで、定常流の一点に「微かな乱れ」を与えてみる。すると面白いことが起こる（メモ15）。二つの波が現れるのである。

　一つは音波（sound wave）、もう一つは渦波（vortex wave）[37]である。

　音波は発生した位置からすべての方向に向かって球形に伝播してゆく[38]。したがって、あっという間に、細胞内液を中心とした水に吸収

される運命にある。

ところが、渦波はもともとの定常流に沿って前進する（**図35、カラー口絵**）。

この現象を起こす「微かな乱れ」として効果的なものは局所的に発生する微量の熱である。ニューロンを伝わってきた電気信号が消失したことで発生する微量の熱が、最も適している（**図36**）。

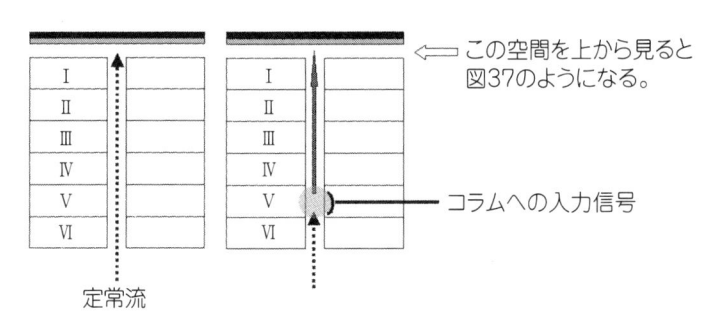

図36 入力信号による渦波の形成
ラジアル線維の残した空間には定常流が存在する（左）。ある時点で、他のニューロンから（この例では皮質のV層に）コラムへの入力信号が届く（右）。電気信号であった入力信号は通常のシナプスの場合のように、目標とした部位に到達した時点で消失して、熱と変わる。通常のシナプスの場合は、入力信号が神経伝達物質の放出を促すが、大脳チップの場合には、その必要がない。電気信号の消失に伴って発生する微量の熱が定常流の「微かな乱れ」となり、渦波を起こす（図35参照）。

渦波はもともとの定常流に沿って、つまりは、ラジアル線維の形成したコラムの中心にある筒状の通路に沿って前進する。やがて、第一層と高電子密度層との間、つまりは ELDER 間隙に到達し、そこから、二次元平面状に広がり、やがて消失する（**メモ14**）。

---

*37　正確には、エントロピー・渦波（entropy-vortex wave）という。
*38　亜音速空間（subsonic space）だから。

その結果、二次元上に広がった複数の ELDER が渦波の影響を受ける。しかし、その影響は、中心に近い距離にあればあるほど大きい。
　これは、中心から水の吹き上げる噴水のある、薄く水の張った台のようなものを想像すればわかりやすい（図37、カラー口絵）。定常流では穏やかなさざなみ程度に出ていた水の上を、渦波の到着と同時に、大きな波が中央から外に向かって伝わってゆくのである。

　さて、渦波は ELDER 間隙の水の含有率にどのような変化をもたらすのだろう？
　定常流では均等に広がっていた水分子は、渦波の到来による乱流の発生で、局所的に凝縮された状態となる。言い換えれば、**渦波の波とは水の薄い場所と濃い場所とが出来上がることによって生まれる**ものなのである。
　渦波が ELDER を通過すると、一時的に ELDER 間隙の水を凝縮し、その結果、ELDER 間隙の誘電率を上げる。その瞬間、ELDER に電流が流れる。次の瞬間、定常流に戻った ELDER はまた、静止の状態に戻る。
　これは、探し求めていた「分配器」そのものである（図38、カラー口絵）。

　同一のコラムに所属する複数の錐体細胞は、渦波による ELDER の活性から、学習を促す信号を同時に獲得する。ただし、**その信号は、中心からの距離に従ってその強さが減衰する信号である**（図25、図38、カラー口絵）。

脳には渦(うず)が存在する。
　ここから、渦理論（Vortex Theory）の名が生まれた。

　おそらく、中核から表面に流れる流体そのものは、もともと、ニューロンの活動に伴って生じてくる熱を効率よく逃がす目的で発達したのも

のと思われる。

　無数のニューロンが情報処理にともなって発生させる熱量は相当なものである。これは、何万台という小型コンピュータを小さな箱に詰めて、一時にフル回転させている状態を考えれば納得できる。

　発泡スチロールは衝撃には強いが、内部で発生した大量の熱を逃がすにはあまり良い構造ではない。そこで、熱を逃がす構造が必要となった。いわば、脳の空調機である。

　中枢神経系の進化は、脊髄、小脳、大脳の順番になされた。

　小脳までの中枢神経はニューロンを中央付近に置き、その外側に電線を張るような基本構造を持っている。これは、壊れやすいニューロンを保護する目的に適した構造である。したがって、ニューロンの働きは、中央付近で大量の熱を発生する。もともと熱の逃げ方の法則で作られたラジアル線維が残した空間である「空気の通路」は、空冷にはもってこいの構造をしている。

　やがて、脳は、この空冷装置までも情報処理の機能に用いることを思いつく。そして大脳を進化させる。その結果、大脳ではニューロンが外側に置かれ、電線が中心付近に位置するような、逆転現象が起こることとなった。

　偉大なる自然は、必然的に出来上がってくる形態構造に、可能な限り機能を持たせようとする。それも、複数の機能を同時に持たせる努力をするのである。

　大脳皮質とは、自然の掟に従いながら必然的な進化を進めた脳が必然的に発生させた精密機械である。「恒常状態」と「形態」とですべての機能を作り上げる、母なる自然の大傑作なのである。

大脳チップ

　グリアの高電子密度層と錐体細胞の樹状突起群、そして、グリアによって水の含有量が低く抑えられた間隙とが、ELDER を形成する。

ELDER は皮質の表面全体に広がって、二次元平面の層を形成する。この ELDER 全体を含む層を LGS (Lattice Gas Shell) と呼ぶ。

脳は LGS とニューロンネットワークとの二重構造を持つ（図39）。

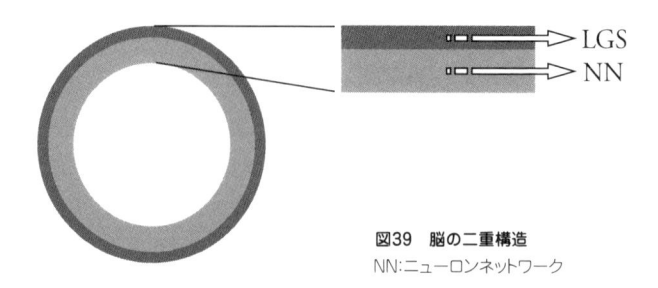

図39　脳の二重構造
NN:ニューロンネットワーク

そして、この二つの機能構造の連携によって誕生するものが大脳チップである。

　小脳チップが一次元的であるのに対し、大脳チップは小脳チップが二次元平面に展開されたような構造を持つ（図25、図40）。大脳チップの出力ニューロンは錐体細胞であるが、一つのチップに一つの出力ニューロンがある小脳チップとは対照的に、大脳チップでは複数の錐体細胞が一つのチップに所属する。

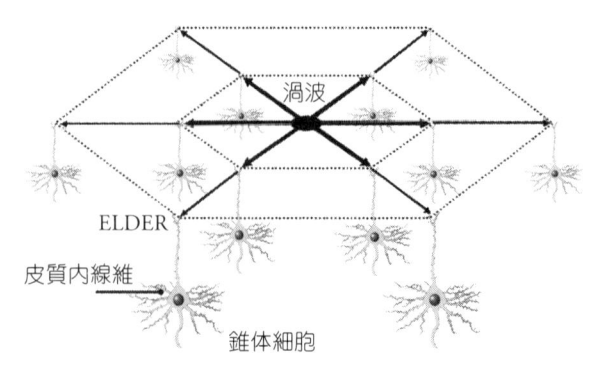

図40　大脳チップモデル

皮質ネットワークで処理された情報は小脳の平行線維がプルキニエ細胞につながると同様に、皮質内線維を介して錐体細胞の樹状突起に伝えられる。学習効果は皮質内線維と錐体細胞とのシナプス効果の可塑性によって起こり、記憶される。

　小脳における登上線維がプルキニエ細胞を一対一で発火させて学習を促すように、ELDER 活性が錐体細胞の学習を促す。しかし、大脳チップに学習を促すためのこの信号は、渦波によって起こされる LGS の流れの変化としてもたらされ、二次元平面状に存在する複数の錐体細胞の同期的発火を起こす。言い換えれば、一つの渦波によって一つの大脳チップ全体に所属する複数の錐体細胞が、同時に学習を促されるのである（図38、カラー口絵、図40）。

　錐体細胞はラジアル線維の残した筒状の空間を中心とした、おそらくは六角形（hexagonal）のマトリックス上に広がった構造を持ち、LGS に渦波の伝播によって起こった波は中心部位より平面状に展開され、ELDER の発火は中心からの距離に従って量的に「重み」がかかることになる。その結果、学習効果そのものにも「距離による重み」がかけられることになる。この機能構造は、コホネンのネット（Kohonen's net）と呼ばれる自己形成型のニューラルネットと同義の学習法を内在する構造となる（図41）。

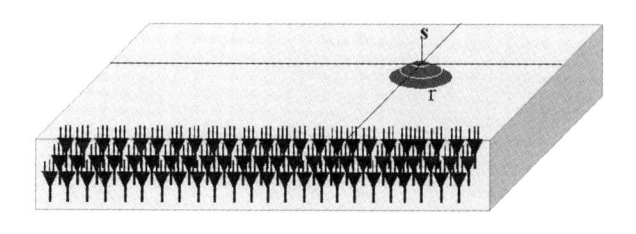

図41　コホネンのネット
二次元平面に広がるニューロンシートを考え、特異的な位置に加わる刺激（S）からの距離（r）に依存して非線形的に学習が起こるという概念にもとづく（『脳の方程式　いち・たす・いち』147ページ参照）。

これが、渦理論と大脳チップの基本概念である。

　ここで、思い出してもらいたいことがある。
　これまでの議論がすべて、脳に実存する構造に基づいたものであることである。
　つまり、渦理論とは、実存する構造の機能を記載したものであり、脳機能を記載するために強引に作り上げられた「理論のための理論」ではないのである。

言いたい放題

お豆腐屋さん

　脳は豆腐のような組織である。
　柔らかくて、指を立てたらすぐにつぶれてしまう。そのくせ、人間が作ったどのような精密機械よりも繊細で高度な装置である。

　お豆腐屋さんは豆腐を水の中で扱う。必要なときはそっと手のひらの上にのせるようにすくい挙げ、手のひらに載せたまま包丁で切り分ける。絶対につかんだりはしない。
　生活の知恵である。
　脳も頭蓋という硬いケースの中にしまわれている。そのままでは、外からの衝撃にすぐ壊れてしまう。そこで、水に浮かべたような状態で守られている。

　硬いケースに外部から衝撃を与える。力は水を通して脳に伝わる。脳は球のような格好をしているから、外からの衝撃は、中心に集まりやすい（図42）。そのままでは、中心の部分に力が集中して、壊れてしまう。
　そこで、中心部分は空洞にして、また水を貯める。**中の水と外の水とに連絡をつけておけば、結局、外部からの衝撃のほとんどは水に吸収されてしまうことになる。**
　たったこれだけのことを見てみても、いかに脳が理にかなった構造を持っているかがわかる。グリアの発泡スチロール構造といい、精密機械を二重三重に保護しているのである。

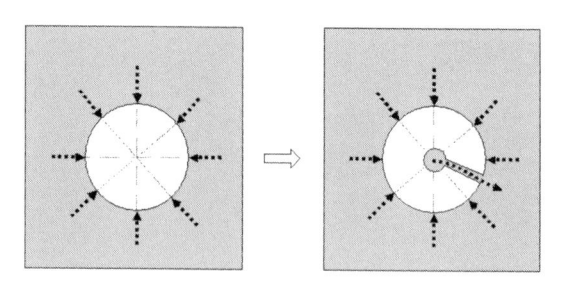

図42 球と衝撃
外部からの衝撃は、水を伝わって球の中心に集中する（左）。球の中心に穴をあけて水を入れ、外の水とつなげておけば、衝撃は緩和される（右）。

母なる自然の偉大さをつくづくと感じさせる。

　解剖学的には、水でうめられた外側の部分を脳槽（cistern）、中側の部分を脳室（ventricle）という。中を流れる水は脳脊髄液とよばれるもので、常に新しいものが脳室の中で作られている。脳室から脳槽に流れ出た液（脳脊髄液）は、脳と脊髄の表面を循環し、やがて、静脈に吸収されていく（**図43、カラー口絵**）。

　ときどき、この流れが妨げられることがある。
　すると、脳室のなかに水が溜まってしまい、脳室がどんどん大きくなってしまう現象が起こる。水頭症（hydrocephalus）と言う。急激に起こった場合は重篤な症状を呈するが、生まれつきの場合は大きな問題とならないことも多い。

　生まれつきの水頭症と思われる症例の中には、頭蓋の中の大部分が脳室で占められており、驚くほど薄い皮質が存在するだけの脳を持った人たちがみつかる（**図44**）。
　これだけ脳の容積が少ないと、さも、知能が劣っているかと考えられがちだが、そんなことはない。むしろ、才能に長けた能力の高い人たちであることも多い。足袋の会社のマスコットとして有名な「福助さん」

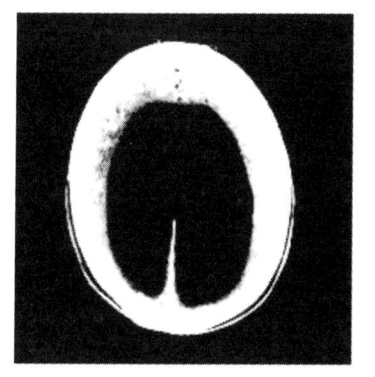

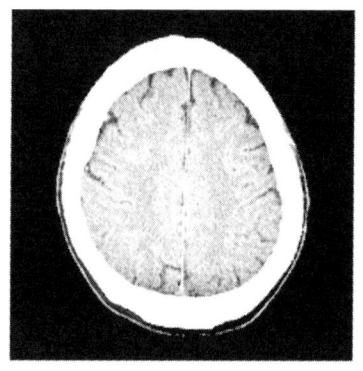

図44 CT：水頭症の脳と正常の脳
生まれつきの水頭症の患者さんの中には、このCT画像のように頭蓋のほとんどの部分が脳室内の水で置き換わり、ほんのわずかな脳皮質だけが残されている例もみつかる（左）。正常脳（右）と比較すると、驚くほどの違いである。

も、そのような例であるといわれる。

　水頭症の例は脳にとっては表面がもっとも大切な部位であることの証拠でもある。
　脳の表面の構造がしっかりしている限り、ヒトはヒトとしての機能を十分に発揮できるのである。渦理論の言葉を借りれば、LGS の機能が保たれている限りニューロンネットワークにかなりの変形が起こったとしても大丈夫なのである。
　その反面、脳の表面に炎症が起こる疾患はすぐに意識障害を起こし、重篤な結果を起こす率が高い。髄膜炎とか、くも膜下出血などがその良い例である。LGS の機能が、微細構造と動的恒常性に強く依存するからである。

　もう一度、図44を眺めて欲しい。この症例の患者さんは大学出のエリートだった。
　このような症例と数多く出会うことで、脳神経を専門とする医師たちは神経科学で常識とされるさまざまな事項に疑問を持ち始めるのである。

教科書と研究室だけで脳を理解しようとする人たちには思いもつかない、現場の人間の強さである。読者の認識も、多少、変わるだろうか？

　もう一つ、劇的な例を挙げてみよう。

　2001年8月28日付けの「ニューヨーク・タイムズ（New York Times）」にある記事が載った。
　最近のリハビリテーション医学の進歩に関する記事である。その中に筆者の長年の友人、ポール・バキリタ（Paul Bach-y-Rita）の仕事が紹介されていた。

　ポールはカリフォルニア大学で一緒に仕事をしていた時代から、盲目の人に視覚を提供する努力を重ねていた。リハビリテーションを専門とする彼は、脳神経学を専門とする私たちと同様に、脳の柔軟性を実感している医師でもあった。
　カリフォルニア大学時代の彼は、目から脳に伝わらない視覚情報を皮膚から脳に伝達しようと試みていた。眼鏡につけられた小さなCCDカメラの画像を皮膚に当てられた針のシートに伝え、画像に応じて適応する位置の針が皮膚を刺激するのである。針の刺激で皮膚の上に瞬時に描かれる、白黒の画像のようなものである。
　この試みは、ある程度の成果を得たが、劇的なものではなかった。

　普通の人ならば、この時点であきらめるかもしれない。視覚情報を処理する脳と触覚情報を処理する脳は違うから、画像情報を触覚として入れても無駄であると考えるかもしれない。
　しかし、脳がびっくりするほど柔軟性に富んだ装置であることを嫌と言うほど見てきている私たち臨床医にとっては、脳の処理法が問題なのではなく感度が問題であるとの結論になる。
　ポールはもっと敏感な皮膚感覚を求めて、指先刺激などでの実験を続けていた。

「ニューヨーク・タイムズ」の記事は、彼が、皮膚ではなく舌に同じような装置を取り付けることで劇的な躍進を遂げたことを報告していた。

 生まれつき目の見えなかった人が他人の顔を見分け、ゆっくり飛んでくるボールをバットで打つことができるようになったのである。

 なんと、舌である。
 考えてみれば、舌の「感度」は明らかに普通の皮膚よりも高い。なるほど……と唸らせる思いつきである。

 ちょっと気づきにくいかもしれないが、彼の報告のすごいところは、盲目の人が自分から離れた空間での情報を、位置情報も含めて高い精度で獲得していることである。これは、もう、触覚とは言えない。聴覚でもない。明らかに視覚である。
 ヒトは、条件次第では「舌で見る」ことも可能なのである。

 脳は情報を扱う[39]。
 与えられた情報に対する処理過程は、その情報がどのような形で脳に届くのかということとは無関係に作られてゆく。ただ、その扱い方に精度の違いが生まれる。目から届く情報の精度が素晴らしく高いことが、脳が目から届く視覚をその情報処理の中心的存在としていることの理由である。視覚情報を扱う脳の処理法が特殊なのではなく、視覚として届く情報の精度が高いことが、視覚と呼ばれる感覚の重要性を支えているのである。
 もしも、目よりも優れた情報獲得器官が存在したとすれば、脳はそれ

---

[39] これからの論議は細かな解剖学的用語を無視して、すべて、単に脳と記載する。議論の中心が大脳皮質であることに、違いはない。

に対応してもっと飛躍的な機能を発揮できていたのかもしれない。
　脳はどのようにでも使えるのである。

　同じ機能を発揮するのに脳の使い方がまったく違っていることは、何度も遭遇する事実である。たとえば、『脳の方程式　いち・たす・いち』（65ページ）で説明をした英語と日本語の読解能力の獲得法である。それは、第一言語に依存する。英語を先に習ったヒトは英語型で日本語を読み、日本語を先に習ったヒトは、日本語型で英語を読む。しかし、読解能力そのものには差がない。

　本書では、もうひとつファンクショナル MRI[*40] で理解された言語に関する例を紹介しよう。

ニワトリが先か卵が先か

　音声言語を獲得している人にとっての読字機能（literacy）とは、視覚的に示されたシンボルをすでに獲得された音声言語における音の情報と照らし合わせて解読してゆく過程である。
　それでは、読字能力を音声言語なしで獲得した場合はどうなるのだろう？

　図45（カラー口絵）に示した機能画像の被験者は、二人とも音声言語なしで読字能力を獲得した耳の聞こえない方々のものである。同じように日本語を読んでいる状態で、明らかに脳の使い方が違う。その違いがどこから来るのかという話である。

＊40　構造だけでなく、機能を画像化する MRI（磁気共鳴画像）のこと。

生まれつき聴力障害を持つ人のほとんどは、ほんの少し「音」がわかる場合が多い。言い換えれば、雑音程度の音は聴くが、機能を持った音は判別できない状態の場合が多いのである。このような人の聴覚能力は、言語能力を獲得できるほど精度が高くない。
　その反面、後天的に聴力を失った人のなかにはまったく音から閉ざされている人が多い。

　このおふたりはそのような典型的な例であった。
　Aさんは先天的聴力障害により、音の存在は理解できるが音声言語を獲得するに至らなかった例で、Bさんは4歳の時からまったく音に閉ざされてしまった例である。

　この結果が示していることは、脳が読むという情報処理の課題を与えられたとき、音の存在があるかないかでまったく違った処理をおこなうことを示している。

　二人とも、精度の高い聴覚信号は脳に届いていない。したがって、言語機能は音からの情報を使わず、主に視覚情報を中心として獲得された。物を見て、それに対応するジェスチャーとか手話とか、読唇などを介して意味することを獲得していったのである。
　その後、書字を覚えた。
　与えられたシンボルとそれが意味することとの結びつきを学習したのである。聴覚が正常な人とは違い、音声言語で獲得した音の情報との結びつきを習ったのではなく、意味すること、つまりは、情報そのものとの結びつきを獲得したのである。

　微かでも音を感知できるAさんの場合、この過程において脳が獲得する信号の中に音が存在する。言語機能を獲得するほど聴覚信号の感度が高くなくても、脳は音という信号の存在を理解している。脳は自動的に

音の信号にも情報があると判断して、言語処理過程を作り上げる。

　もともと脳は聴覚信号の意味することは知らない。学習によって獲得するのである。したがって、音信号が届いている限りその精度とは関係なく、脳はその信号からの情報を獲得しようとする。言い換えれば、感覚信号という物理量への対応が義務づけられている脳の情報処理の装置は、信号の精度の高い低いに関係なく動き出すのである。

　その結果、日本語を読んでいる時のAさんには、耳が聞こえる人と同じように「言語の理解野」とよばれる部分が使われている。「無意識の聴覚」のようなものである[*41]。残念ながら、聴覚言語の獲得がならなかったのであるが、脳は自然とその処理法を踏襲するのである。

　その反面、Bさんの脳は4歳までは普通に音から獲得する言語の情報処理を続けていた。

　ところが、4歳の時に音という物理量がまったく脳に届かなくなってしまった。脳はそこから改めて情報処理の再構築を始めた。音という物理量がまったく届かない状態では、脳は音という感覚信号は存在しないものと判断して情報処理法を構築することになる。

　その結果、音の要素がまったく関与しない言語機能を獲得したのである。

　Bさんが日本語を読んでいるとき、「言語の理解野」と言われる部分は使われない。その使い方は、耳が聞こえる人が記号を見ているときの場合と良く似ている。それでも、言語機能であることに違いはない。日本語を読み、内容を理解しているのである。

　少し、わかりにくくなったので要点だけをまとめよう。

---

*41　実際に「言語の理解」には使われていない可能性が高い。

脳とは、情報を扱う器官である。

脳が学習する基本法則はすべての場所で同一であり、完成された情報処理過程は、学習の間に脳のどの場所にどのような信号が入っていたかによって、決定される。

聴覚、触覚、視覚、嗅覚のすべての感覚がいつもの場所に入ってくる脳では、最終的な情報処理過程は似たようなものになる（図46）。

図46　波の作るパターン
一点からの波(左)と四点からの波(右)が描くパターンは全く違っているが、点の数を決めてしまえば、描くパターンも決まってしまう。

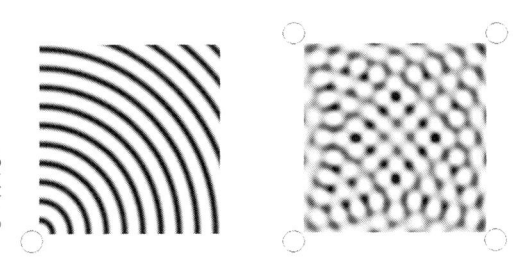

脳はその精度に関係なく、届いた感覚信号すべてを使って自動的に処理過程を遂行する。

簡単に言ってしまえば、脳とはどのようにでも使えるのである。

それでは、脳科学の原点ともなった機能局在とはそもそも何だったのであろうか？

言語を理解する場所とか、空間情報が処理されている場所とか、脳はその部分部分によって機能分担がされているはずである。少なくともそのように習ってきた。

脳は、それぞれの場所に違った情報の処理能力を持っているのではないのか？

実は違う。

脳の情報処理能力とその機構はどこでも同一なのである。少なくとも、

生まれてすぐには白紙の状態にある。情報処理を続け、学習を繰り返すうちに、脳の使い方が決められてゆくのである。機能局在とは、生まれつき特定の機能をおこなうことが決められていた脳の部分を言うのではなく、学習の結果として現れた現象を意味する。

　感覚器官からの信号が脳のどの部分にどのように入ってくるかは決められている。通常のヒトが通常の機能を持って生まれると、基本的な機能局在は同じようになるのである。

　大切なことは、一般の人たちを対象として決定されて来た機能局在が、そのような機能を持つための情報処理装置が割り当てられた部位であるとの考えが、間違いであることである。脳はそのような決定論的構造を持ってはいない。もし、持っていたとしたら、そのブループリントを書くだけで、ヒトの染色体は現在の100倍以上の数をもたなければならない。

　同じ条件下で、同じ法則に従っておこなわれた自己形成は、同じ結果を生む。
　脳に見られる機能局在とは、自然界の掟どおりに作られた場合の結果として、必然的に登場して来るものなのである。雪の結晶がだいたい六角形をしているのと、同じ原則である（図6、カラー口絵）。
　脳の使い方と機能とには、直接的な関係がない。
　日本語を最初に覚えて脳の使い方を日本語型に決定したヒトでも、英語を完全にマスターできる。言語を聴覚から獲得できなかった場合も、読字機能は正常である。脳は、ちょっとした処理過程のバリエーションには、十二分に対応できる柔軟な情報処理装置なのである。

　脳の持つ柔軟さは、ニューロンネットワークの構造に起因する。
　ニューロンネットワークはどのような状況にでも対応できる状態、言い換えれば、白紙の状態で生まれてくる。いわば、すべてがつながった状態に編まれた網のような状態で生まれてくるのである（図47）。

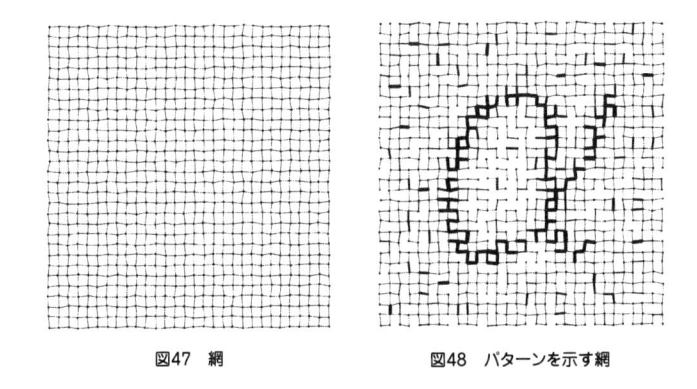

図47　網　　　　　　　図48　パターンを示す網

　学習によってそれぞれの網目のつながりが強くなったり、弱くなったり、時には、完全に切り離されて、一部が消え去ったりする[*42]。やがて、ある種のパターンが生まれてくる。それが記憶と高次機能である（図48）。

　同じような学習法をおこなう正常人の脳の使い方は、だいたい似通ったものとなる。ただし、細かい部分を追求していくとそれぞれがバリエーションを持っている。そして、そのバリエーションは学習効果の違いから生まれてくる。それはLGSの構造に起因する。
　その話はちょっと先に延ばすことにして、もう少しだけ、古典的脳科学と渦理論との接点を模索しよう。

天才の機能画像

　脳が機能を持つときに現れる一連の変化を総称して、**賦活**（activa-

---

*42　もちろん、生体であるから一回の処置ですべてが決まるのではなく、作られたり壊されたりが何度も繰り返される動的な状態で存在する。

tion）と言う。

　古典的な脳科学では、そのすべてが神経細胞の電気的活動から始まる連鎖反応であるとしている。

　外界からの刺激に対応した脳の情報処理は、**外因性の賦活**（exogenous activation）と呼ばれる。感覚器官から到達した信号から連鎖的に起こってくる脳活動という意味である。脳の活動が、すべて外からの刺激によってスタートする一連の現象であったとすれば、脳は、ある入力に反応して結果を生み出す自動制御装置として、けりがついてしまう。

　しかし、脳とはそれほど単純な装置ではない。

　人間は（おそらく、多くの動物も同様に）まったく外部からの刺激を受けない状態で、自発的な脳活動を開始する能力を持っている。

　思考である。

　だれもが経験するように、深い思考は、むしろ、すべての刺激を断って、じっとしたままの状態の方が進めやすい。

　脳科学ではこのような賦活を**内因性の賦活**（endogenous activation）と呼ぶ。外因性の感覚がまったく脳に届いていない状態で開始される、脳活動のことである。そして、**この内因性の賦活がどのようにして開始されるのかは、脳科学に残された最大の謎のひとつ**とされていた。たしかに、ニューロン絶対主義の古典的脳科学では、解けない謎である。

　ニューロンそのものには自発的に活動を開始する構造は存在しない。入力があって初めて出力が生まれる構造をしている。いつも発火している「落ち着きのない」ニューロンも存在するとされるが、そんな問題児がそこらじゅうにいたら、脳は安定した機能を発揮できないだろう。メモリーのあちこちから勝手に電気的活動をはじめてしまうコンピュータのようなものである。制御不可能である。

渦理論は、ニューロン絶対主義では理解不可能な内因性の賦活の根源をあっさりと与えてしまう。
　LGS は情報入力のない任意の部分で脳の電気的活動を開始させる能力を持つのである。
　ELDER の活動は、錐体細胞を発火させる。これは、学習を促す効果があると同時に、発火した錐体細胞につながるニューロン群の連鎖的な活動を惹起することができる。内因性の賦活である。
　LGS の機能は、外因性の刺激にともなう情報処理では学習を促すための信号を与え、小脳の登上線維と等価の機能を果たす。同時に、内因性の賦活においては、特定の脳の部分に電気的刺激を与えてその活動を開始させる、いわば、**自家発電装置の役目を果たす**のである。
　前者の LGS の活動には意志が働かず、自動機能の連鎖として起こるものである。その反面、後者の活動は、意思に従って意図時に開始されるべきものである。
　とは言っても、脳に存在するすべての LGS が意図的に活動を開始できるとは考えにくい。
　そのような装置は、また、その操作をコントロールする脳のような制御装置を要求する。それでは、またまた、堂堂めぐりである。
　したがって、ほとんどの LGS は小脳の登上線維と同様に情報処理において自動的に働くものであり、一部の特殊な LGS のみが意図的に活動を開始できる能力をもっている、と考える方が自然である。

　これまで何度となく強調して来たように、自然の原則に立てば、LGS の活動を意図的に開始できる機能、つまりは、内因性の賦活が起こる機能も、進化の過程で必然的に生まれて来る必要がある。また、そのような、「勝手に動き出してしまうかもしれないコンピュータの部分」には、それなりに高度の制御装置が完成していなければならない。常に監視が必要な、原子炉のようなものである。
　ここから、そのプロトタイプとなったであろう機能が見えてくる。
　運動機能である。

脳が自発的におこなうもっとも顕著な活動は、随意運動に他ならない。そして、運動機能はまさに、高度な制御機能を備えている。

　ヒトに備わった思考とは、意図時に活動を開始できるLGSを持った脳に由来する脳活動と考えられる。自然発生の原則からすれば、それは、もともと自発的に活動を開始できるLGSの装置を内在した機能、つまりは、運動機能に結びついた形で発達したものと考えられる。
　だとすると、前頭葉の運動野に近い部分に、その装置が存在する可能性が高い。
　最も考えやすい候補者は前頭前野である。

　大脳が進化の過程で生まれて来る中で、発泡スチロールのような保護機能を備えたグリアの作る構造に高度な機能が加味された。**もともとは空調装置であった熱の流れが、ELDERを内在するLGSを作り上げたのである。**
　情報信号が到達する中心溝後方の大脳皮質では、小脳チップを二次元に展開した大脳チップが生まれ、LGSは、学習を促す信号を複数の学習するニューロン（錐体細胞）に同時に伝えるための構造となった。
　その一方で、**中心溝前方の前頭葉では、同じ空調装置が電気的活動を自然発生させる自家発電装置として進化する。ここから、随意運動が生まれた。**
　ここまでは、すべての哺乳類に共通した機能構築である。

　大脳の構造のなかでヒトに特徴的な部分は、その大きな前頭前野である。
　運動野が随意運動の高度化のなかで小脳との連携を固め、実践装置と制御装置との関係を作り上げる中、前頭前野はその関係をモデルとして中心溝後方の情報処理実践装置の制御装置として発達する（『脳の方程式　いち・たす・いち』127ページ参照）。同時に、前頭葉運動野に備わった機能と類似の自家発電能力も踏襲することになる。そこから生まれたも

のが、情報処理に関する内因性の賦活、つまりは、思考の過程である。そして、自家発電装置を含む前頭前野の機能が高度であればあるほど、ヒトは情報処理と思考とに高い能力を持つ。

　知性である。

　LGS のちょっとした機能分化が存在することは、その奇形が存在する可能性を示唆する。

　構造がある限り、奇形も生まれる。前頭葉の LGS のみに作られるはずの内因性賦活構造が、中心溝後方の LGS の部分に出来上がってしまう可能性があるのである。そのような奇形は個体にとって悪いほうに働くことが多い。しかし、理論的には、特殊能力を発揮する原因ともなりうる。

　ここから、一つの仮説が生まれる。
　ある種の天才とは、普通の人が自由に賦活することができない部分のLGS に、内因性賦活の能力を持ってしまったひとのことを言うのではないか？
　ファンクショナル MRI による検索は、この問いにもはっきりとした答えをくれた。
　その通りなのである。

　元 NHK のアナウンサー杉山邦博氏は「記憶の天才」として名高い。
　氏は、ランダムに選択された過去の相撲の取り組み（たとえば、昭和50年春場所千秋楽結びの一番、など）を記憶だけで実況する能力を持っている。別室で示されたビデオ映像と寸分違わずにおこなわれる「記憶による実況放送」は、見るものすべてに驚嘆と感嘆を与える。
　杉山氏が「記憶のビデオ」を動かしている時、驚くほどはっきりとした賦活が一次視覚野とその近傍に現れる（図49、カラー口絵）。回想のみで、これだけの賦活をこの部分に示すことのできることが、氏の天才性の現れと考えられる。言い換えれば、杉山氏は、一般のヒトには備わつ

ていない、一次視覚野近傍の内因性賦活をコントロールできる能力を持っているのである。

構造の神秘

　脳はニューロンネットワークと LGS との二重構造を持つ（**図39参照**）。

　ニューロンネットワークはすべての人間に同じ機能の原点を与え、LGS はバリエーションを与える。

　そして、それぞれに特有の機能は、その構造に強く支えられている。

　ニューロンネットワークの機能を支える基本構造は「つながり」である。そして、学習の結果作られていくつながり方の違いが、何をするかを決定する。

　つながり方を変化させると言うと、結び目を解いたり線そのものをなくしてしまったりすることを思いつくが、これは元に戻せない改変であり、ニューロンネットワークの基本的な構造とは考えにくい。ただし、脳の発達の段階では、そのような変化が多数見られる。DNA の指示に従ってどんどん進められてゆく成熟という名の改変である。

　ニューロンネットワークに内在されたつながりの変え方はもう少し穏やかな方法で、結び目の強さを変えることを基本とする。つまり、シナプス効果の変換である。

　実際に切り離してしまわなくても、シナプス効果によってその伝達がほとんどゼロになれば、同じ結果を生み出す。これが「学習による改変」で、構造そのものを変化させることに比べて、その効率は極端に高い。ニューロンネットワークは基本的にこの能力を失わない構造を持つが、ある一定期間、まったく使われなかった回線は消滅してしまう「生物機能」も備えている[*43]。

　あまり多くの回線を消滅させてしまっては、脳の柔軟性が失われてしまう。ときどきは、すべてのニューロンネットワークを使う必要がある。

感覚を研ぎ澄まし、適度の運動をおこない、物を考えることを忘れないことである。

ニューロンネットワークがその基本機能を「つながり」に依存していることは、ニューロンネットワークが、ある程度、物理的変形に強いことを意味する。

これは、家中に張られた電線を考えてみればわかりやすい。コンセントにつながってさえすれば電線の張り方は自由である。ある程度もとの場所から移動させても、断線したりコンセントとの接続が外れてしまったりしない限り機能は保てる。

この性質は、医学的に大変重要な要素である。つまり、ニューロンネットワークは、構造としても柔軟性を持っているのである。多少の変形にはびくともしない。水頭症の例を思い出してもらえれば自明であろう（図44参照）。

LGSの基本機能は「流れ」に依存する。それだけ構造依存性が高く、かつ、改変がむずかしい。水道のパイプのようなものである。

ラジアル線維は熱対流の流れに沿って移動して、脳の形態を決定する。ラジアル線維が消滅したあとのパイプ構造は、もともと熱対流による「流れ」のパターンそのものであり、結果として定常流が流れる。そして、この定常流の精度、つまりはLGSの機能精度は、パイプ構造がどれだけ正確に熱対流の原則に沿って作られたかで決定される。

LGSの機能は、脳の構造の完成精度そのものに依存した機能なのである。

つながりだけが重要であるニューロンネットワークを画一化された完

---

*43 アポトーシス（apoptosis）と呼ばれる。

成度で作り上げることは、比較的容易な作業である。しかし、熱対流に正確に対応するパイプのネットワーク構造を脳全体で画一化した完成度で作り上げることは、かなりむずかしい。実際のところ、不可能に近い。その結果、LGSには多彩なバリエーションが生まれることになる。

　生まれた時点でまったく同一の精度分布を誇るニューロンネットワークとは対照的に、LGSの機能は、それぞれの人に特有の精度分布を持つことを原則とする。ある脳の部分では正確に、ある脳の部分では多少正確さを欠いて構築されるのである。

　LGSのバリエーションは、すなわち、脳の使い方のバリエーションとなる。
　したがって、個々の脳は、学習が起こりやすい部分と学習が起こりにくい部分とをモザイク状にもった状態で生まれることになる。そして、そのモザイク模様はすべての人間で異なっている。言い換えれば、人によって使うことが上手な脳の部分が違っているのである。

　ヒトは、学習によってニューロンネットワークのつながりを決定してゆく。ある部分のLGS機能が高いことは、その部分での学習効果がより顕著に現れることを意味する。たまたま、その部分を使うことが最も効率のよい学習効果を示す機能があったとき、その人は、その機能を他の人よりも早く覚え、かつ、早くこなす。
　人はそれを才能と呼ぶ。

　同じ結果を生み出すニューロンネットワークのつながり方にいくつかの違ったパターンが存在したとする。その中に、自分が学習を得意とする脳の部分を用いるものがあったとすれば、当然のように、最初に覚えてしまう。しばらく同じようなことを繰り返しているうちに、脳の情報処理の仕方に個体差が生まれる。
　人はこれを性格と呼ぶ。

才能も、性格も、生まれついての要素が強い。

それは、才能や性格が LGS の示す完成度のモザイクパターンから生まれる現象であるからである。才能や性格を変えるには、いまだ構造の成熟度が高くなっていない段階で LGS のモザイクパターンを変えるか、もしくは、LGS に逆らって学習しにくい部位の脳を用いたネットワークのつながりを作らなければならない。どちらも不可能とは言い切れないが、かなり、むずかしい作業である。

もうひとつの学習効果

ある脳の部分を何度も繰り返して使った場合を想定してみる。

ニューロンネットワークにはコホネンのネットワークに見られるような自己形成型の変化が起こる。記憶の場が広がることである[*44]。

記憶の場の広がりとは、近傍で活動するニューロンの総数が増えることを意味する。すると、それだけニューロン活動に伴って発生する熱量が増す。局所の熱量の変化は流れの変化を促し、少しずつグリアの配列に影響を与える。その結果、LGS の効率が上がることにもなる。

努力によって、LGS の機能が変わるとした場合のシナリオである。ニューロンの可塑性ではない、違った意味での学習効果である。

実際に起こっていると推測される過程ではあるが、それほど簡単に完成されるプロセスとも考えられない。成熟を続けている、文字通り柔らかい成長過程にある脳ならば起こりやすく、ある程度年齢を加えると、もうほとんど起こらなくなる構造変化である。

LGS の学習効果は、前頭前野の機能にも当てはまる。

[*44] 『脳の方程式 いち・たす・いち』149ページを参照のこと。

脳の構造の中で使い方に自由度が高く、かつ、人間特有の脳機能に重要な脳の部分は前頭前野である。深く考えることを繰り返せば繰り返すほど、前頭前野の賦活がスムースになる。

　単なる記憶と運動のための活動は、あまり、前頭前野を賦活しない。暗記を重んじる教育ばかりを受けた人間は、前頭前野を使う能力が上がってこない。決められたことを単純にうまくこなすだけの努力をおこなう線形行動では、前頭前野を必要としないのである。その効果は、年齢を増すごとに顕著になる。前頭前野を賦活する能力が低下する。

　統合失調症（精神分裂症）の患者さんで何度となく確かめられている現象は、前頭前野の使い方が少ないことである*45。暗記教育を推し進め、画一化を尊び、線形行動を押し付ける日本は、いったいどのような人間に国家の将来を任せようとしているのであろうか？

ゆらぎという名の創造

　必然性は母なる自然の大原則である。

　目的もデザイナーも持たずに、進化と呼ばれる気の遠くなるような試行錯誤の果てに、ヒトと言う種を作り上げた。

　その基本はゆらぎである。

　進化では決して跳躍的変化が認められない。すべては、ゆらぎの範疇で納得できる変化でなければならないのである。

　複雑系の基本原理は、マルコフ連鎖に代表される単純作業の繰り返しから、必然的に、ヒトの脳とその機能とを自然発生させたのである。

---

*45　低前頭葉状態（hypofrontalis）と呼ばれる。

急がば回れ

空も飛べたはず

　カナリヤは歌を歌う鳥の代表として名高い。ただし、成熟すると、オスしか歌わない。
　性差があるということは生殖機能にとっての重要性はあるが、カナリヤという種にとって歌うことがそれほど重要な高次脳機能ではないことを意味している。

　脳科学の立場から興味深いことは、カナリヤが歌を歌うために用いる脳に優位があることと、その内容が学習によることである。カナリヤは人間の言語同様に、片側の脳を優位に使って歌を歌い、父親から最初の歌を習う。
　ここに、ヒトの言語が生まれてきた秘密を解く鍵が隠されている。

　鳥類は恐竜の生き残りとする説が有力である。われわれ哺乳類とはかなり違った進化を遂げた地球の仲間である。哺乳類の全盛期は恐竜が絶滅したことによって可能となったのだから、ちょっと悪い気もする。実際のところ、もっと申し訳ないことに、哺乳類は明らかに鳥類よりも高い知能を獲得している。鳥類には空を飛ぶ能力があるから、恨まれはしないだろうが。

　機能画像ではっきりと確認されたことのひとつに、言語と音楽の同一

性がある。つまり、**言語と音楽とは、少なくともヒトの脳にとっては、ほとんど同一の機能なのである**（図50、カラー口絵）。

　ここから、言語機能の発生にとって、高い知能が必須ではなかったことがわかる。

　考えてみれば、オウムも、九官鳥も、カラスも言葉を話す。人間の真似をしているだけではあるが、確かに言葉は話す。ヒトの言語が鳥の「オウム返し」の言語と違うところは、高度の知性に基づいていることである。つまり、ヒトの持っている言語とは単なる言語ではなく、「知性の高い言語」なのである。鳥は、言語機能を獲得したものの、高い知性を獲得しなかったために、あまり知性の高くない言語しか持っていないのである。

　知性を獲得した哺乳類の進化が、音楽を獲得した鳥類の進化と交差したことから人類が生まれた。
　もちろん、これは、人類が鳥類と同じ進化を辿ったという意味ではない。知性を獲得した哺乳類の進化の過程に、鳥類が歌を獲得したと同じ効果をもたらす現象が起こったのである。その結果、高い知性の言語機能を持ったヒトという種が誕生したのである。
　その現象とはなんだったのだろうか？
　二足歩行である。
　ヒトは二足歩行を始めたことで言語を獲得し、鳥類は飛行を始めたことで、音楽を獲得した。

　二足歩行の結果、明らかに発達したものは手の機能である。これは、鳥が前足を翼に変えることで、飛行能力を獲得した過程に非常に良く似ている。ヒトと鳥とに明らかに共通した事項とは、前足を進化させることで、高度でかつ繊細な運動機能を扱う装置を完成させたことである。
　その結果、飛躍的な進化を遂げた脳は小脳である。
　ヒトも鳥も小脳の機能を顕著に進化させることで、運動機能の飛躍的

進化を果たしたのである。事実、ヒトの脳が相対量として最も増加させた脳は小脳であり[*46]、鳥の脳でその中心を占める脳もまた、小脳である。

　言語機能は運動系の進化から、それも、小脳の進化から生まれて来たと考えられる。
　それまで、基本的な運動機能しか持っていなかったヒトの祖先が二足歩行を始め、自由になった前足を微細運動のための特殊装置として発展させることとなる。「手」という**高度な運動能力を持つ装置を正確に、かつ繊細に制御するために必須となる制御装置（小脳）の高度化は、同時に、他の運動機能にも高度化のチャンスを与えることとなる**。その結果、声を出す運動系も、手と同様に高度な機能進化を遂げることと成ったのである。
　音による意志伝達の方法論をすでに獲得していた哺乳類であるヒトの祖先は、高度化した声を出す運動機能を用いて、音による意志伝達のための機能をも精密化することに成功する。
　ここに、言語が生まれることとなった。
　言語機能にとって小脳が重要な役割を果たすことは、臨床的には、以前から知られていたことである。自閉症（autism）の研究である。言葉を発しない子供たちに共通の因子は、小脳の未成熟度であった。

　小脳機能の高度化は、そのきっかけとなった歩行の運動機能にも高度な進化を与えている。ヒトの二足歩行とは、単に二本の足だけで歩くという単純なことではなく、言語における発声機能にも匹敵するほどの高等技術なのである。

---

*46　絶対量としては前頭葉である。

それは膝関節の動きを見れば理解される。

　ヒトはその歩行時に膝関節をまっすぐにロック（lock）*47させる。言い換えれば、歩行のある段階で、股関節から足首までがまるで一本の骨でできているかのように使うのである。これはサルの二足歩行には見られない、高等技術である。

　初めてハイヒールを履いたときとか、初めてスケートをやったときとか、二足歩行の安定に欠ける状態に置かれたときのことを考えてみればよくわかる。こうしたときに人は膝をロックせず、曲げたままで安定を図るのである。膝をロックさせないことによって、膝の角度を迅速に微調節することが可能となるのである。運動選手が教えられる、基本でもある。しかし、この方法ではエネルギーの消費が極端に高くなる。ヒトの二足歩行はエネルギー効率が高い歩行なのである。

　近年、二足歩行をするロボットが登場した。しかし、残念ながら今のところ、ヒトと同じように歩行できるものは見当たらない。ヒトの二足歩行を模倣した「サル歩き」である*48。膝がロックしていなければ連続性の高い、スムースな線形モデルでの制御が可能である。しかし、膝がロックする機構を加えてしまうと、非線形要素を含んでしまう。エネルギー効率の高いヒトの歩行を再現できる制御技術は想像以上に高度なのである。ロボット屋さんが母なる自然の偉大さに追いつくまでは、まだ、ちょっと時間がかかりそうである。

　小脳の進化は人の持つすべての運動機能を飛躍的に向上させることとなった。**繊細な手の機能を確保し、調音器官*49の高度化から言語機能を登場させ、歩行技術の非線形化にも成功したのである。**

　鳥類は小脳の進化による運動機能の精密化を、飛行という形で成しと

---

*47　二つに折りたためる棒のようなものにある機構。折り曲げた棒を伸ばしてゆき、最後のところはちょっと強い力でカチッとはまるような機構を持っている。これがロック機構である。外すときは、また、少し強い力で最初の部分を外さなければならない。
*48　都会ではおおよそ無理な靴を履いてサルのように歩く人たちを、良く見かける。進化の逆行である。
*49　言語に関する音を作り出す器官の総称。

げた。中には、その能力を発声の運動機能に応用する種が生まれ、音楽機能を獲得したのである。残念ながら鳥類では、高度な知能を保証する脳が完成していなかった。その結果、歌を歌う能力と、オウム返しの言語能力は手にしたものの、空を飛ぶヒトの新種となる「鳥人」は誕生しなかったのである。

ところで、足が四本と決まったのは進化のかなり初期のころである。残念ながら、自然界ではこの基本構造を急には変えられない。もし、もともと動物の足が六本で進化を始めていれば、ヒトは言語機能と同時に空を飛ぶ能力も勝ち取ったのかもしれない。

船頭多くして

歌を歌う鳥はその音楽機能に片側の脳を優位に使う。ヒトが言語機能に優位半球を持つこととまったく同一である。

ヒトの脳が持つ左脳と右脳との機能乖離はヒトの脳が持つ最大の特徴とされるが、なんと歌を歌う鳥は同じような機能乖離を獲得しているのである[*50]。人類と鳥類というかけ離れた進化の道を歩んだ種が、音楽機能と言語機能という基本的に同一の脳機能を誕生させるに至って、優位半球という極端に特殊な機能形態をも共有することになったのである。

まったく違う道を辿りながら、結果として同じ場所にたどり着いたようなものである。

自然の神秘と、必然性から生まれ出るものの極意を見る思いがする。ある意味、恐ろしさまで感じさせる。

[*50] 正確には左半球、右半球であるが、ここでは簡便を重んじて、左脳、右脳と呼ぶ。

これは、言語機能の基本構造が調音器官の精度の高い運動機能として登場して来るときに、優位半球を持つことが必須であったことを意味する。

さて、その必須条件とはなんであったのだろう？

なぜ、両側の脳を使っていてはいけなかったのだろう？

実は、その答えも明白である。

発声に使われる筋肉は、もともと、呼吸とか食物の摂取とか、生きてゆくための基本的な動作に必要な筋肉である。神経学的には、**球筋**（bulbar muscle）と呼ぶ。これは、これらの筋肉を直接支配する神経が出発する部分が、球根（bulb）のような形をしていることから生まれた名前である[*51]。

球筋に独特の特徴は、左右両方の脳から支配を受けることである。ここに優位半球誕生の秘密を解く鍵が隠れている。

全身の筋肉は左右対称に存在する。一部の例外を除いて、身体の右側にある筋肉は左の脳、左側にある筋肉は右の脳に支配されている（図51）。したがって、一方の脳に障害が起こると、反対側の身体半分が利かなくなる。脳卒中などで見られる半身不随と呼ばれる状態である[*52]。

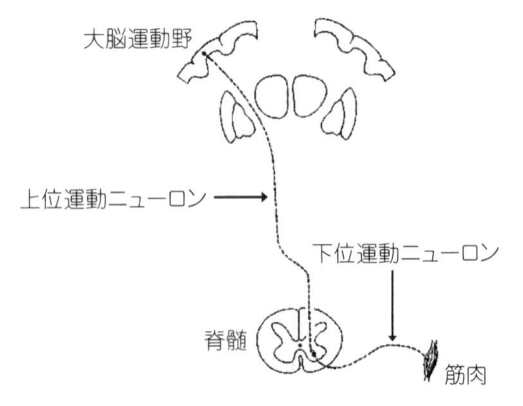

図51　筋肉の基本的な支配模式図

ところが、球筋は左右両方の脳の支配を同時に受けている。これは、球筋が身体の中央に位置することと、生命に直接関係した筋肉であることから出来上がった仕組みと考えられている。両側の脳からの支配を受けていれば、たとえ、片側の脳に障害が起こったとしても球筋の麻痺は起こらない。呼吸とか、食物の摂取など、直接的に生命の維持を左右する筋肉が麻痺しないのである。半身不随の患者さんでも呼吸の麻痺は起こらず、食べることもできる。賢い配慮である。

　左右の脳から二重の支配を受けることは、片方が壊れたときの保険としては良い構造である。しかし、両方の脳が健全なときには、ちょっと働きにくい。左右両方の脳の正確な同期を要求するからである。

　これは職場にまったく同じ決定権を持っている上司が二人いる場合と同じである。片方がいなくなっても仕事はできる。しかし、普段の仕事では、常に二人の合意を取っていなければならない。それでは、あまり効率の良い仕事はできない（図52）。

　それでも仕事の効率に問題を起こさないためには、普段からおこなう仕事の内容を一定にして、あまり複雑なことをやらせないようにしておくことである。実際のところ、球筋の主な仕事である呼吸とか食物の摂取などは、ほとんど一定の作業として決められている。随意に動かす場合でも、それほど自由な動きをさせることはできない。

　ヒトは調音器官に高度の運動機能を獲得することで、言語機能を獲得した。その調音器官の中心的な運動は球筋によってなされる。ところが球筋は、もともと左右の脳の両方から支配を受け、単純作業をやるものと決められていた筋肉である。言語機能という繊細な運動機能には向いていない。

---

*51　延髄（medulla）のことである。
*52　神経学的には片麻痺（hemiparesis）と呼ぶ。

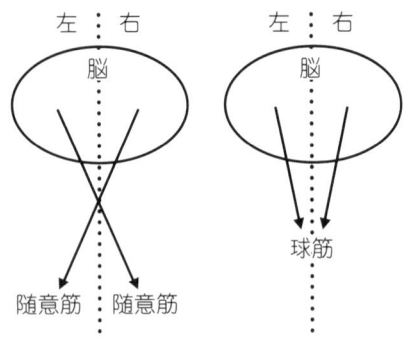

図52　随意筋と球筋

　そこで、脳は言語機能の場合だけ、球筋に指令を出す脳のランク付けをすることにした。
　言語機能に関する運動においてのみ、球筋への命令を与える権利を片側の脳に優先的に与えることにしたのである
　とはいっても、いざというときの保険を残したまま、つまりは、基本的な球筋の運動の両側支配は残したまま、言語運動のときだけ片方の脳に支配させる機構を作ることは、それほど容易ではない。
　そこで、脳が選んだ方法が、随意運動でのコントロールである[*53]。**言語運動は随意運動である。**したがって、球筋の随意運動に左右の脳にランクをつける機構を開発したのである。
　すでに、脳からの支配が決定している筋肉のコントロール法を、もともとの支配関係から見直すことは、進化を逆行することになる。そこで、**脳は、随意運動を開始する信号を受けて、自動的に片方の脳の支配を抑え込んでしまう制御装置を作ることにした。**随意運動の開始が自動的に

---

*53　意識して故意におこなうのが随意運動で、無意識に起こる運動が不随意運動。

片方の脳の支配能力を低下させ、その結果、片方の脳が球筋の運動支配に優先権を持つようにしたのである。

　優位半球の登場である。

　神経学的には、このような機構を**抑制制御**（inhibitory control）という（図53）。改めて抑制制御の装置を加味することで、もともと存在した両側支配の構造を変えずに、片側支配を作り出すことができる。言語機能という随意運動の場合のみ、球筋への支配は優位半球からの信号が優先されることとなる。一人の上司しか持たない形態が出来上がって、高度に制御された繊細な運動機能を発揮できるようになるのである。

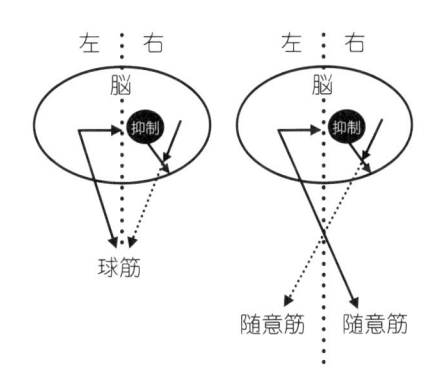

図53　抑制制御機能と随意運動

　ところが、これにはちょっとした副作用があった。他の随意運動にも何らかの抑制制御が働いてしまうことである。抑制制御を球筋だけに集中し、他の運動機能から完全に切り離すことがむずかしかったのである。ここから、言語機能に限らず、随意運動全体に優位半球が誕生することになった。特に大きな影響を受けたものが、手の運動である。

　利き腕の登場である。

　利き腕は、調音器官のコントロールを片側の脳に任せることにした結

果、必然的に生まれて来たものなのである。実際にこのような抑制制御機構があることは、機能画像で確かめられている（**メモ16**）。

どちらの脳を優位とするかは、生まれつき決定されている。どちらの半球が優位であっても問題はないのだが、確率的に右利き（左脳優位）の人が多いことから、社会的な圧力を受けることが多い。特に日本では、生まれつき左利きであった人が強制的に右利きに「矯正」されることが多く、必要のない機能再構築を迫られる[*54]。そのような強要を受けた人にある種の言語機能障害が発生する率が高いことも、良く知られている。

考える葦

ヒトは二足歩行を開始することによって、必然的に、言語と利き腕とを獲得することになった。その結果、動物としては相当無防備な状態で生まれてくることにもなった。

ヒトの赤ちゃんの未熟性である。

高等な動物ほど未熟に生まれてゆっくり育ち、ヒトはその最高峰にある。だから、ヒトは最も未熟に生まれて来るのだと説明されている。しかし、それにしても、ヒトの赤ちゃんはかなり未熟な状態で生まれてくる。首が座るだけにもなんと三ヵ月ぐらいかかる。自分で動けるとなると、10ヵ月は必要である。

ほとんどの哺乳類は生まれると同時に立ち上がる。海の哺乳類は生まれると同時に泳ぎ、呼吸をするために海面に顔を出す。

[*54] 『脳の方程式　いち・たす・いち』66ページを参照のこと。

イルカの賢さは、有名である。それでも、生まれてすぐに泳ぎ回る。
　サルも相当頭がいい。それでも、母親にしがみ付くくらいの運動能力は持って生まれる。
　哺乳類としての高等性や二足歩行の難しさを考慮に入れても、ヒトが生まれた時に示す運動機能の未熟性は、少し行き過ぎているように見える。
　生き残ることが最優先される動物界において、身を守る能力以上に大切なことがあるのだろうか？
　ここにも必然性があるはずである。ヒトが極端に運動機能が未熟な状態で生まれなければならない理由である。
　無理のない答えはひとつしかない。
　ヒトの運動機能を成熟させるために絶対的な要素が、母親の胎内には存在しないことである。
　その要素とは？
　情報である。
　ヒトの運動機能の成熟には情報の存在が必須なのである。
　歩行とか、手の使い方は情報がなくても決定できる。ところが、言葉を話すための運動機能の発達には、どのような音を出さなければいけないかの情報が必須である。したがって、少なくとも言語機能に関する運動機能は、相当未熟のままに生まれてこなければならないことになる。
　ここでまた、進化の条件が働く。
　全体として歩調を合わせながら成熟して来る運動機能を持って進化した哺乳類の一環をなすヒトという種で、突然、言語機能に関する随意運動の成熟度だけを選択的に遅らせる機構を作り上げることは、大変、むずかしいのである。ある意味で、不可能に近い。

**　結果として、ヒトは運動系全体を言語機能にとって必要な未熟性に合わせた状態の成熟度で生まれて来ることとなった。**

　言語機能と高い知性があいまって、ヒトという種に、知性の高い言語機能が備わった。

これまで、何度も指摘してきたことだが、言語機能の獲得そのものが高い知性をもたらしたのではない。哺乳類の高い知能は、言語の登場とは別の進化の過程をたどったのである。

　本来の言語機能を情報から獲得できない場合でも、もちろん、ヒトは、その高い知性を発揮できる。ヘレン・ケラー（Helen Keller）女史[*55]の例は、その実証とも言える。ヒトには生まれつき、サルよりも優れた知性を持つための、言語機能とは直接関係のない特異的な脳構造を持っているのである。そして、このヒトに特異的な高い知性の登場も、ヒトの脳に特異的な構造に支えられていなければならない。

　賢明なる読者はもう、お分かりだろう。前頭前野である。

　そして、**ヒトが前頭前野を獲得したことにも、二足歩行が重要な役目を果たしている。**

　進化が起こるためには必然性のある条件変化が起こらなければならない。

　ヒトが大きな前頭前野を獲得したことで高い知性を獲得したことは、まず、構造変化として大きな前頭前野が登場したことを意味する。言い換えれば、高い知性を獲得するために前頭前野を大きくしたのではなく、前頭前野が大きくなったことから知能の高度化が起こったのである。目的をもった全能の神が存在しない、自然界の大原則である。

　それでは、前頭前野の拡大はどのように起こったのであろうか？

　二足歩行なのである。

　脳が熱対流の原則に従ってその形態を決定していったことの理解は、前頭前野の拡大も二足歩行の結果であったことを教えてくれた。哺乳類が経験する出産前後の環境変化と、その後の成熟の過程にその秘密が隠

[*55] 聴覚も視覚もないまま生まれながらも、高い教養を獲得したことで有名な女史。

されていたのである。

　進化が起こるためには、環境の影響がなければならない。言い換えれば、進化は、ある個が環境の変化から獲得したものを次の世代（子供たち）に残すことから生まれる。哺乳類にとって、自然淘汰のための出場選手は母親の胎内から生まれてくる。しかし、自然淘汰は生まれてから起こり、その条件変化は特に、成熟期に影響を与える。

　哺乳類の脳は母親の胎内で羊水に囲まれた環境の中で、熱対流の原則に基づいた形態を作り上げる。その折、熱対流をもたらす力の担い手は熱勾配であり、重力の影響を受けない。ところが、生後に脳の中で起こる定常流は、胎内環境とはわずかに異なる環境に支配される、そこでは、重力の影響が無視できない。

　これは、バナード対流とマランゴニ異型との関係を思い出せば理解できる（メモ13）。

　結果としては、ほとんど同一の自己形成が起こる。しかし、バナード対流ではその担い手が重力であるのに対し、マランゴニ異型では熱勾配である。

　哺乳類の脳は、胎内での形成にはマランゴニ異型と同様に熱勾配を担い手とした熱対流を用いる。しかし、生まれた後始まる定常流は、重力の影響を受けた熱対流の原則に従うことになる。その結果、脳の定常流は、胎内で形成した構造とはほんのわずかに違ったものとなり、脳における流れとそれを支える構造は微調節を受けることとなる。

　これは、成熟の過程ですべての哺乳類で起こっている微調節と考えられる。

　生後、立ち上がることを覚えたヒトの祖先の子供の脳は、重力の影響を受けながらその形態の微調節を受けていく。それは、前頭葉を押し広げ、前頭前野を形成する方向に起こってゆくのである（図54）。

　前頭前野の拡大は、二足歩行より始まったのである。

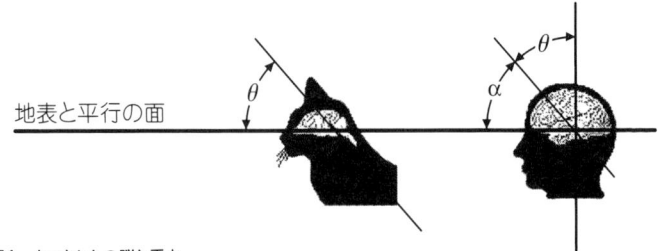

図54 ネコとヒトの脳と重力
重力の影響を受けた状態での定常流に従って、生後、脳形態の微調節がおこなわれるとすれば、それは、体温の高い中核部分を通る、地表と平行の面の上方に向かっておこなわれることになる。ネコの脳（左）とヒトの脳（右）とを比較すると、脊柱との関係が α で示された角度分だけ増えていることがわかる。ここから、立ち上がることにより、前頭葉の方向に向かって余分な脳を増やす余裕が生まれたことが理解される。

もちろん、立ち上がったことが、すべて良い結果ばかりを生み出したわけではない。ヒトは立ち上がったことで、さまざまな問題も抱えることと成った。難産、腰痛、痔、頸椎症、……。

これもまた、必然性に守られた、自然の摂理である。

飛躍を埋める飛躍

科学の歴史には、それまでの常識が大きく覆される飛躍的発想の転換が何度も現れている。

近代科学の創始者であるコペルニクス（Nicolaus Copernicus）は地球が太陽の周りを回ることを示し、文字通り、天地をひっくり返してみせた。アインシュタイン（Albert Einstein）は、時が個々のものであることを知らしめ、その有名な方程式は、物質がエネルギーから出来上がっていることを予言したのである。

しかし、これらの「飛躍的な思考」は、決して、突拍子もないオカルト的な発想を意味するのではない。それまでの定説にとらわれず、疑問を疑問とし、どのようにしたらそれまでの定説にある「論理の飛躍」をなくすことができるかと、努力を重ねた結果生まれたものなのである。

必然性を欠くそれまでの理論の飛躍を埋めることに成功した飛躍のない理論が、時の科学を支配する人々の理解を超えていただけのことである。
　つまり、**飛躍的発想の転換とは、実は、飛躍のない理論の登場を意味するのである。**
　渦理論もそのような存在である。

　固定概念にとらわれず、人間の都合から生まれた無理な思考を止め、母なる自然の基本原理に基づいた、必然的な理論体系を作り上げてゆく。脳科学にとってそれは、実存が誕生する科学の基本原理から出発し、理論の跳躍を許さず、調和を乱さず、飽くまでも必然的なプロセスの中から、その創造を求めてゆく過程であった。
　飛躍のない理論展開を追っているうちに、自然と新しい脳の理論が出来上がって来る。
ヒトの脳が持つ神秘が、つぎつぎに解き明かされてゆく。
　渦理論である。

禁断の果実

極端な偏食家

　脳の主食はブドウ糖である。
　どうしても仕方がないときはケトンと呼ばれるものも食べることはあるが、ほとんどの場合ブドウ糖しか食べない。そのくせ、大変な大食漢である[*56]。
　草食動物は草というかなり効率の悪い食事をとる。一生懸命噛んで、一生懸命消化して、やっと少しだけエネルギーを獲得する。ゾウさんなどは、その巨体を維持するためにいつもいつも食べ物を探している。
　肉食動物は動物を食べることによって、もう少し効率の良い食事法を手に入れた。それでも、脳が消費する恐ろしい量のブドウ糖を作り上げるには、よほどがんばって狩りをしなければならない。
　人間はサル族と同じグループに所属する。大きな脳を誇る哺乳類である。それでは、サル族はどうやって大きな脳を維持する食事法を見つけたのだろうか。
　何でも食べること（雑食）だけでは達成できない。

[*56] 人間の脳は全体重の2％程度の重量しかないが、消費するエネルギーは全体の20％にも及ぶ。

実は、果実である。

　太陽が光子（photon）を通して地球にもたらしてくれる富、エントロピーの低いエネルギーは、植物の光合成によって炭水化物として蓄えられる。食物連鎖の出発点である。植物を食べて育つ草食動物の登場は、やがて肉食動物を進化させた。肉食動物のように狩りができないサル族の先祖は、木立の茂る森で進化を続けた。そこで見つけた栄養満点の食べ物が果実だったのである。果実は糖分を多く含み消化がよい。ブドウ糖の供給にはもってこいだったのである。
　甘い果実を頬張ることで、サル族の先祖は大食漢の脳を大きくすることに成功する。エデンの園の記載は、あながち、うそではなかったのかもしれない。
　女性が男性の肋骨から出来上がったとの説は、頂けないが。

　やがて、サル族の一部は草原に出た。草原生活には不適合な身体要素を持ちながらも、進化を続ける。そして、ある日、立ち上がった。
　人類の誕生まで、後は、一本道である。

寝る子は育つ

　地球はエントロピーを低く保つことで、生命を育んできた。その基本要素は、昼と夜とを持つことである。
　太陽から注がれるエントロピーの低いエネルギーは、食物連鎖を介してすべての地球の生命を維持する。そのままでは地球に溜まってしまうエネルギーは、夜、熱放射というエントロピーの高いエネルギーとして地球から逃げてゆく。こうして、エントロピーを低く保ったままエネルギーバランスをも保つことのできる地球には、生命が息づくのである。

　情報とはエントロピーである。そして、脳は情報を扱う。
　記憶の維持とは、ニューロン群の発火を秩序正しく保つこと、すなわ

ち、エントロピーを低く保つ過程である。言い換えれば、情報を育む脳とは生命を育む地球のようなものである。そして、**地球に昼と夜が必要なように、脳にも昼と夜とがなければならない。**

情報はエントロピーの低いエネルギーとして脳に到達する。脳は、それを用いてニューロンネットワークのエントロピーを低下させ、記憶を維持する。しかし、そのままエネルギーの流入だけを受け入れていれば、エネルギーが溜まってしまう。脳は、エントロピーの高いエネルギーの放出をしなければならない。それには、地球の場合と同様に熱放射が最も適している。

しかし、いつも情報が入って来る「昼」の状態では、効率の良い熱放射は起こらない。そこで「夜」の状態を持つ。情報の入力を遮断し、ゆっくりとエントロピーの高いエネルギーの放出をおこなうのである。

睡眠である。

二酸化炭素の激増で、夜の熱放射がままならなくなって来ている地球は、少しずつ温暖化に侵されている。エネルギーの適度な放出ができなくなった地球は、新しい自己形成に向かっているのである。このまま行けば、やがて、地球の生命体は死滅する。

社会構造の激化は、脳を情報過多にさらす結果となった。脳に多くの情報が絶え間なく送り込まれて来る現状は、太陽の光が今よりもずっと強くなった地球の状態と似ている。結果として、温暖化現象と類似の状態を招く。長く続けば、脳にはどんどんエネルギーが溜まり始め、新しい自己形成に向かうことになる。

その分だけ睡眠をとれば良いのかもしれない。しかし、地球の夜に熱放射の限界があるように、脳の夜にも限界がある。度が過ぎれば、脳本来の機能を失うこととなる。

LGSは小脳の登上線維と同じ働きをする。登上線維が運ぶものは誤

差信号であったが、LGS が運ぶべき信号とは「高次の誤差信号」である。それは、運動のように明らかに適切な結果が知られているものではなく、環境によって変化する「行動の基準」と比較した場合の誤差である。

　生き残ること（survival）を出発点としたその基準は、学習によって成熟する。そして、**多すぎる情報を扱え切れない脳は、適切な判断の基準を形成できない**。

ゆらぎの美学

　LGS はゆらぎを内在する装置である。ここから、ヒトの脳に創造性が生まれる。

　LGS による内因性の賦活が、外因性の賦活から生まれた固定記憶を正確に引き起こすものであったならば、新しいものを作り出す能力は生まれてこなかったであろう。教えられたことを正確に覚えるだけでは、新しいものを創造する能力とはならないのである。

　コホネンのネットに基づいて自己形成をおこなった連合記憶は、特徴相関により、似通った情報を大脳の近接部位に隣接して蓄える。たとえば、鷲と飛行機の記憶が隣接して蓄えられているようなものである。もしも、内因性の賦活が、外因性の刺激によって作られたこの発火パターンを正確に再現するものであったとすれば、ヒトは、鷲は鷲、飛行機は飛行機として思い出す。言い換えれば、現実に経験したことと寸分違わぬ経験をすることになる。

　対照的に、内因性の賦活が記憶されているパターンとは多少違ったパターンの発火を促せば、現実とはちょっと違った経験が可能となるのである。鷲と飛行機の記憶が同時に、それも、それぞれがぼんやりとした形で思い出されるような状態である。ここから、コンコルドのようなデザインを思いつくことが可能となる。

　LGS の惹起するニューロンネットワークのパターンにゆらぎが存在

するからこそ、創造が可能となるのである。

　すべての進化は必然的に起こった。それもまた、自然界のゆらぎの原則から生まれて来たものである。多様性は、その必須条件であった。

　恒温動物は熱という物理量の恒常性を保つことで進化した。
　哺乳類は、母親の胎内で育つという特権を獲得し、精密な温度調節のもとに脳の形態を作り上げる技術を勝ち取る。それが、創造を司るLGSを内在する大脳の機能原理とつながったのである。
　ヒトは二足歩行を始めることで、小脳機能の高度化に成功する。それは、手という精密工具の獲得と共に言語機能を生み、必然的に優位半球を生んだ。
　立ち上がることで必然的に微調節を促された脳の形態は、徐々に前頭前野を獲得する。
　やがて、ヒトは、高い思考能力と知性とを得ることとなった。
　すべてが偶然の結果であり、すべてが必然的な結果である。
　自然とは、そして生命とは、複雑系の扱い方をほんの少し覚え始めた人類がコントロールできると考えるほど、単純なものではない。
　奢ることなく、もう一度、母なる自然の偉大さと、ヒトという種が生まれてきた原点に立ち返ってみる必要がある。

科学の原点

　実験科学の基礎を作ったのは、地動説の伝道師ガリレオ（Galileo Galilei）だったといわれる。ニュートン（Isaac Newton）はガリレオの築いた実験による検証を踏襲し、古典物理学の頂点を極めた[*57]。この科学理念は、21世紀に入った現代でも変わっていない。
　しかし、本来、科学の正当性を守るはずであったこの科学の基本概念は、近年、科学そのものを衰退させる結果をももたらしている。
　思考の欠如である。

科学の世界で生きている人間たちが、前頭前野を使うことを忘れ始めたのである。これも、情報過多の世界が誕生してきた結果である。

　神学を出発点とした科学は、やがて、その細分化を要求された。それは、ひとりの人間が持てる時間の限界によるものであった。ミケランジェロの時代、科学と芸術の二股でさえも可能であった科学は、その膨大な知識の積み重ねにより、ひとりの人間が扱える範囲を次第に狭めていったのである。
　21世紀に入った現在、科学の進歩は「ひとりの人間が持てる時間」だけでなく、「ひとりの人間が持てる能力」の限界にも挑戦し始めている。
　限られた時間と能力の中で、膨大な情報に埋もれたひとつの学問を極めるためには、必然的に他分野の学問を無視する傾向が生まれる。やがてこの傾向は、ある科学の一分野を極めたことで科学全体を極めたと勘違いしてしまう科学者の誕生を促した。これは、高度な数学化を遂げた物理学が哲学と乖離したことと似ている。

　実践を重んじる科学の基本構造は、その高度化が進むにつれ、結果のみを評価する現象を生んだ。**この結果第一主義は、やがて、理論と概念から出発するはずであった科学において、思考なしの実践を容認することとなる。**その結果、人類の英知の代表格であったはずの染色体科学も汚染されることとなった。

「哲学をなくした物理学」はプルトニウムと原子爆弾を生んだ。今のところ、その拡散はある程度抑えられている。核分裂の操作が「比較的容易でない方法論」であるからである。

---

*57　科学（science）という言葉そのものが誕生したのは、近代に入ってからである。ニュートンの時代にはまだ存在しなかった。

「思考なしの実践の容認」は人類に個の操作を許してしまった。これには、拡散防止の方法論がない。DNAの操作が「比較的容易な方法論」であるからである。

　人類の愚かな行為は、自然のハーモニーを壊し続けている。それがまた新しいハーモニーを生み出すことも否定はできないが、人為的な操作は自然の浄化がとてもかなわないほど決定的で極端な変化を強要することも多い。歴史は自然の掟に背いた行為がその種の滅亡を意味することを、何度も警告している。
　そして、人類の愚行は、地球そのものの滅亡をもたらす。

　日本語ではどんどん増えるものの代表はネズミだが、英語ではウサギである。実際に、遊びの目的でイギリス人が持ち込んだウサギは、オーストラリアで害獣となるほど数を増やした。サンフランシスコで起こった同様の例が、カタツムリである。これは食用としてフランス人が持ち込んだエスカルゴが逃げて繁殖したものである。
　日本の空にインコの群れが飛び交い、池からワニが飛び出してくる。

　ふと考えてみると、地球上にどんどん増えている害獣はヒトだけかもしれない。

　繰り返し叫ばれた心有る人たちの忠告を無視しつづけた人類は、地球そのものを何度も破壊可能な量のプルトニウムを作り出した。プルトニウムとはもともと地球には存在しなかった元素である。
　その愚かさを反省することもなく、人類は染色体の操作にも手をつけ、科学の名のもとに、自然界には存在しなかった動物たちを毎日のように作り上げている。
　奢れるものは、やがて滅びる。

　宇宙人が渡来しない本当の理由は、ここにあるのだろう。

ヒトという種が進化の過程で勝ち取った最大の武器は前頭前野の機能である。そこから定義される**ヒトとは、「理性を持ち、感情を抑え、他人を敬い、優しさを持った、責任感のある、決断力に富んだ、思考能力を持つ哺乳類」**である。

　もしも、人類の誕生が地球にとって何らかの意味を持ったものであったとするならば、それは、前頭前野の機能を十分に生かしたものでなければならない。

　母なる自然は、意識をもつすべての生物にこころを与えた。

　そして、こころとは、どのように小さくとも、絶対に粗末に扱うことの許されない、崇高な存在である。

メモ1 非線形

物理学では重ね合わせの原理が成り立つ現象を線形であるという。そうでない場合は非線形である。

たとえば、

$$y=f(x)$$

で、

$$x=x_1 \to y=y_1$$

$$x=x_2 \to y=y_2$$

の時、

$$x=x_1+x_2 \to y \neq y_1+y_2$$

である場合

$$y=f(x)$$

は非線形である。

自然科学とはいくつもの x の値に対して y の値を計測し、その結果から、$f(x)$ を予想する過程であるが、非線形の系では予測を立てるのが難しい。そして、自然界に見られるほとんどの現象が非線形なのである。

その典型的な例が天気予報である。気象衛星から休むことなく情報を獲得できる現代であっても、天気予報はある程度までしか当たらない。温度、湿度、圧力などの物理量に対する空気や水蒸気の反応など、個々の事象に関する法則はわかっていても、多くの要素が複雑に入り混じっ

た現実では、結果の予測が立たなくなるのである。
　複雑系は非線形であり、その基本法則の理解が直接的に結果の予測とは結びつかない。
　そして、脳とは、複雑系の代表格である。

メモ2 意識と麻酔

　ニューロンのネットワークのみでは説明できない根本的な現象の代表が「意識（consciousness）」である。実は、脳科学的にはその定義すらもはっきりしていない。脳が実存する限り、たとえ意識が形而上的な存在であったとしても、その原理は記載可能であるべきである。
「意識」を扱った学問としての代表が麻酔学である。そして、麻酔学には不思議な現象が存在する。麻酔のかかり方が気圧に影響されることである。同じ血中濃度を示す量の麻酔薬を投与された時、気圧が低いところでは麻酔が深くなり、気圧が高いところでは麻酔が浅くなるのである。この事実は、有事における大統領専用機（Air Force One）での手術を想定しているアメリカでは、良く知られている。また、飛行機の中では思った以上に酒に酔うことは、多くの人が経験していることである。

　実際のところ、意識が落ちる最小限度の麻酔下では大脳の電気生理学的反応性にほとんど変化が見られない。大脳の自発活動も残っている。麻酔薬は大脳の電気生理学的反応が停止する以前に意識だけを消失させるのである。そして何よりも重要な点は、麻酔薬に共通した作用機序が解明されていないことである。言い換えれば、麻酔がどのようにしてかかるのかも、酒がどうして人を酔わせるのかも、はっきりとはわかっていないのである。

　渦理論は、これらの難問にも明確な答えを提供する。

メモ3 基本ゲートとそのシンボル

　デジタルコンピュータの基本的なゲートを示す。それぞれ、二つの入力の組み合わせによってどのような出力になるかが決まっている。このようにある回路が与えられた情報がどのようなものであるかを「判断」して反応を「決定」することが、情報処理装置の出発点であった。

AND

入力1	入力2	出力
●	●	●
●	○	●
○	●	●
○	○	○

OR

入力1	入力2	出力
●	●	●
●	○	○
○	●	○
○	○	○

NAND*1

入力1	入力2	出力
●	●	○
●	○	○
○	●	○
○	○	●

NOR

入力1	入力2	出力
●	●	○
●	○	●
○	●	●
○	○	●

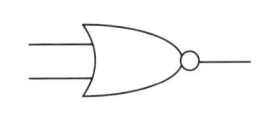

Exclusive OR

入力1	入力2	出力
●	●	●
●	○	○
○	●	○
○	○	●

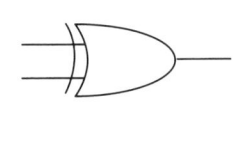

Exclusive NOR

入力1	入力2	出力
●	●	○
●	○	●
○	●	●
○	○	○

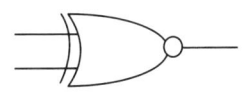

*1 Negative AND の意味。シンボル上の ○ は反転を意味する。

メモ4 生体という複雑系

　生体が「大きなマルコフ連鎖」で生まれてくることは、生体が、個々の臓器の線形集合としては捉えられないことを明確にする。生体とはそれ自体複雑系であり、生体における「部分」とは、「全体」から生まれてくるのであって、個々に形成されるものではない。その形成には受精からの一歩一歩の過程が必須条件となるのである。言い換えれば、DNA情報で生体を作ることはできても、生体の一部だけを個別に作り上げることができないのである。

　心臓になる細胞を取り出してきても、心臓になるための環境を与えられなければ、心臓は形成されない。自己形成であるからである。心臓になる細胞が心臓となるための環境とは、すなわち、生体が少しずつ育ってゆく環境そのものである。生体から切り離した状態で必要となる環境を整えることは、極端にむずかしい。人間が獲得している知識と技術力では到底およばない、未知の世界である。したがって、現在の技術力をもって心臓を細胞から作り上げるためには、「母なる自然の工場」を使わせてもらわなければならない。つまりは、生体そのものである。

　人類が細胞レベルから機能のあるものを作り出すことに成功した「生体の部品」は、個々の細胞が機能を持っている場合と、同じ細胞が二次元平面に広がることで機能を獲得できる場合のみである。前者の例は血球で、後者の例は皮膚である。残念ながら、三次元構造を持つ器官を細胞から体外構築して成功した例は、ひとつもない。自己形成の諸条件を考えれば、当然の結果でもある。

　人間は奢ることなく、母なる自然の偉大さをもう一度再認識する必要があるのだろう。

メモ5 存在しない日々

　1年＝約365日5時間48分45.5秒であるから、閏年ごとに一日を足すことで今度は、約44分58秒超過することになる。この「約128年に1日ずつ超過する」事実は730年、ベーデ牧師（Venerable Bede）が明確に指摘しているが、1582年までは放置されたままであった。ローマ法王グレゴリー8世（Pope Gregory XIII）は、その年、10月4日の次の日を15日とすることを宣言し、長年の間に蓄積した超過分10日を帳消しとした。したがって、1582年には10月5日から10月14日までが存在しない。その後、128年ごとの超過分は最後に00の付く年は、400で割れる年を除いて、閏年とはしないことで補うこととなり、現在でも実行されている。これが、グレゴリー暦（Gregorian calendar）である。

　ちなみに、1900年は閏年ではなかったが、2000年は閏年であった。

メモ6 神無月

日本古来の月の名は、

一月	睦月（むつき）
二月	如月（きさらぎ）
三月	弥生（やよい）
四月	卯月（うづき）
五月	皐月（さつき）
六月	水無月（みなづき）
七月	文月（ふづき）
八月	葉月（はづき）
九月	長月（ながつき）
十月	神無月（かんなつき）
十一月	霜月（しもつき）
十二月	師走（しはす）

である。

　十月は全国の神が出雲に集まるために「神がいない月」となり、神無月と呼ばれるようになったとの伝説がある。したがって、神が集まって来ることになっている出雲では、十月を神在月と呼ぶ。出雲大社では旧暦の10月10日夜7時から全国各地から参集される神々を向かえる神事、神迎祭がおこなわれる。神々は11日から17日までの7日間を大社で過ごし、幽業(かみごと)をおこなうことになっており、その会議処である上宮(かみのみや)では神在祭が行われる。出雲大社に加えて、神在祭をおこなう出雲の神社の代

表である熊野大社と佐太神社が食事処、宿泊処であるとも言われている。
　神無月の無は水無月の場合と同様に当て字で、実際は神の月という意味であり、神なし月ではないとする説もある。しかし、神無月神話は、人間らしさを感じさせる微笑ましい言い伝えである。「千と千尋の世界」である。

メモ7 旧約聖書

　旧約聖書（Old Testament）は正確にはユダヤの書である。よく映画に登場する預言者モーゼ（Moses）とか十戒（Ten Commandments）とかもユダヤのお話で、キリスト教にとって特に重要な聖書は、キリストが誕生した以降の書である新約聖書（New Testament）である。ただ、旧約聖書の最初に書かれている創世記（Genesis）は、キリスト教でも、後から生まれたイスラム教でも、良く使われる。そこには7日目が休息日であると書かれている。

　And the seventh day God ended His work which He had done, and He rested on the seventh day from all His work which He had done.
　Then, God blessed the seventh day and sanctified it, because in it He rested from all His work which God had created and made.　　　　　　　　（Holy Bible, Genesis 2:2-3）

　なぜ7が選ばれたのか定かではないが、ここから、1週間の概念が生まれたことは間違いない。ちなみに、ユダヤ教の休息日は土曜日であるが、キリスト教の休息日は日曜日、イスラム教の休息日は金曜日である。

メモ8 ゼータ関数と整数の無限の和

オイラー（Leonhard Euler）の示したゼータ関数の公式、

$$\zeta(s)=\sum_{n=1}^{\infty} n^{-s}=[\prod_{P:prime}(1-p^{-s})]^{-1} \quad s>1$$

から出発したリーマンは、s を複素数にまで広げて考えることによりすべての s に意味を持たせることに成功した。その結果 $s=-n(n=0,1,2\cdots)$ におけるゼータ関数の公式

$$\zeta(-n)=(-1)^n \frac{B_{n+1}}{n+1}$$

が導かれることとなる。B_n とはベルヌーイ数（Bernoulli number）と呼ばれる数で、その値は、たとえば、$B_0=1$、$B_1=-1/2$、$B_2=1/6$ などのように、ある程度までは知られている。

ここから、「整数の無限の和」の値、

$$\zeta(-1)=-\frac{B_2}{2}=-\frac{1}{12}$$

が示されることとなった（Edwards H. M.: *Riemann's Zeta Function*, New York, Academic Press, 1974、republished by Dover, 2001）。「無限」そのものが概念であるように、ゼータ関数で示された「整数の無限の和の値」も、もちろん、概念上のものである。実際に気が遠くなるほど整数を足したとしても、この値は出てこないだろう。しかし、科学の多くは「概念」を導き出す過程であり、登場した概念の意味するものを探求する過程も、また、科学である。

メモ9 マジックナンバー03

　電話番号が7桁になったことにもヒトの記憶のマジックナンバー7が大いに係わっている。Bell社（現在のAT&T）が独自でおこなった検索においても、普通の人が間違いなく覚えられる最大の数列の数は7と確認された。ここから、電話番号は7桁と決められ、以来、米国はこの法則を頑なに守っている。人口増加に伴う電話番号の需要増加には、地域局番（area code）を増やすことによって対応し、決して、電話番号そのものを7桁以上にはしない。

　たとえば、1990年代に急速な人口増加に見舞われたサンフランシスコ近郊では、かつて市内と同じ415の局番を持った地域が次々と分割され、10年と経たないうちに地域局番が複数回変化した町も少なくない。

　日本には（特に関東には）、03というマジックナンバーが存在する。なぜかこの局番は「ブランド」の1つと考えられているようで、いくら需要が増えても地域を分割して03以外の局番を割り当てることができない。したがって、03地域を含む日本の都市部では電話番号を8桁にすることによって需要増加に対処している。その結果、間違い電話の数が激増するはずであったが、電話番号を記憶する賢い機械の普及で、重大な社会問題にはならなかった。

　理論的根拠に基づいて頑なに7桁を守る米国と、そんなことはあっさりと捨て去る日本。「お国柄」を良く表す例である。

メモ10 極座標

　平面上での点の位置を決めるために使われるものが座標（coordinate）である。最もポピュラーな方法は直行する二つの軸（たとえば、x軸とy軸）とを用いる直交直線座標（Cartesian coordinate）であるが、ここで示した音階の関係にあるような点を記載するには、不便である。原点からの距離をrとし、基準からの角度をθとした方が直接的に点の位置を記載できる。数学的にはこのような座標系を極座標（polar coordinate）と呼ぶ（図55）。極座標(r, θ)と直交直線座標(x, y)との関係は、

$$x = r \cos \theta$$
$$y = r \sin \theta$$

となる。

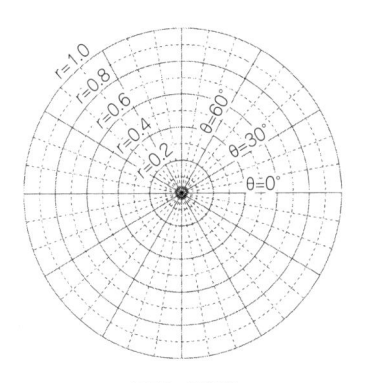

図55　極座標

メモ11 ラマヌジャン

　ラマヌジャン（Srinivasa Ramanujan）はインドに生まれた数学の大天才である。15歳のとき初めて手にした初等数学の本だけを頼りに独学で数学の最高峰を極めたことは、あまりにも有名である。
　無名の青年から送られてきた論文を見て、数学界の大御所、英国のハーディー（Godfrey Harold Hardy）は驚嘆する。すぐに、自分の大学に迎え入れることになった。それから、5年に渡る共同研究をおこなうこととなる。誰にも思いつかない公式を次から次へと生み出すラマヌジャンをハーディー自身が「自分とは格の違う天才」と認めていたといわれる。正式な高等教育を受けていなかったラマヌジャンの最大の欠点は「数学的証明法」を会得していなかったことであったが、その点でもハーディーとの二人三脚は重要な意味を持った。
　1917年結核に冒されたラマヌジャンは闘病生活に入る。いつものように、パトネイ（Putney）のナーシングホームにラマヌジャンを見舞ったハーディーは、枕もとで軽い会話を始めた。

「ロンドンから乗って来たタクシーのナンバーは1729だったよ。つまらない数だろう？」

　とっさに首を振ったラマヌジャンは、こう、答えた。

「いやいや、そんなことはないよ。ハーディー。とっても面白い数だよ。二つの整数の三乗の和に分解でき、かつ、その方法が二通りある数の中で最小のものだ。」

ちなみにラマヌジャンの指摘した二通り存在する二つの整数の三乗の和とは

$$12^3 + 1^3 = 10^3 + 9^3$$

である。

メモ12 プラトニック・ラブ

　プラトニックとは、古代ギリシャの哲学者プラトン（Plato）のことである。「プラトンの提唱した理想主義的な愛」といった意味あいで、プラトニック・ラブという言葉が誕生した。医学的には理想的な愛とは言いがたいが、ある意味、「美しい」のも事実であろう。

　古代ギリシャで哲学者と呼ばれた人たちは同時に科学者でもあった。プラトンも例外ではなく、さまざまな科学的記載をしている。そのひとつが、「愛」と並んで彼の名をつけられた「立体」で、日本語では「正多面体」と訳されることが多いが、英語では「プラトン体（Platonic body）」と呼ばれる。

　正多面体とは、すべての面が相等しい正多角形であり、かつ、すべての頂点における多面角が相等しい多面体を言う。これには、五種類しか存在しないことが知られている。正四面体（tetrahedron）、正六面体（hexahedron, cube）、正八面体（octahedron）、正十二面体（dodecahedron）、正二十面体（icosahedron）である（図56）。

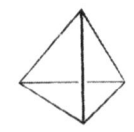

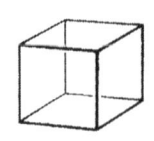

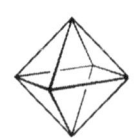

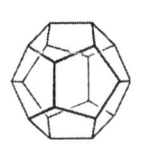

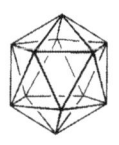

図56　正多面体
左から正四、六、八、十二、二十面体。正多面体はこの五種類しか存在しない。

　正多面体の面を形成する正多角形は、正三角形（正四面体、正八面体、正二十面体）、正四角形（正六面体）と正五角形（正十二面体）の三つ

である。ここにも、3、4、5が登場する。

　正多角形はいくらでも辺の数を増やしてゆくことが可能なので、どんどん円に近づいていく。しかし、正多面体は正二十面体以上が存在しないので、それ以上球には近づかない。したがって、球形が欲しければ、一番球に近い正二十面体の角（頂点）を削ってゆくしかない。

　正二十面体の12の角を切り取ると、角に対応した12の正五角形が登場する。同時に、残りの20面が正六角形となる。これが、サッカーボールである（図57）。球技に耐えるだけ球に近い、ほとんど正多面体の立体である。ケプラー（Johannes Kepler）によって「切頭正二十面体（truncated icosahedron）」という名称を与えられている。

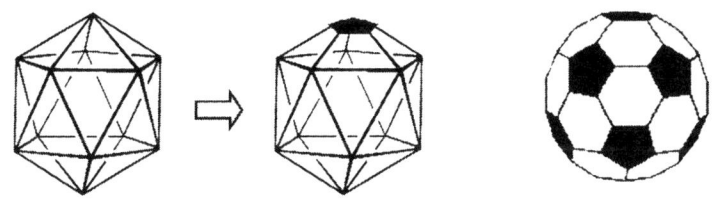

図57　サッカーボールと正二十面体
正多角形で作り上げる球形としてサッカーボールは有名である。これは、正二十面体の12の角を全部切り取ること（図では一箇所だけを示している）で完成する。

　サッカーボールの作る形の美しさは、アルキメデス（Archimedes）の時代より知られていたとされる。しかし、現存する最古の画は1480年代に描かれたフランセスカ（Piero della Francesca）によるものである。近年、この形は、60個の炭素原子が作る結晶として実存することが示され、改めて、脚光を浴びた。C_{60}、もしくはフラーレン（Fullerenes）と呼ばれるものである。ナノテク時代の幕開けを飾ったこの発見は、1996年ノーベル化学賞を受賞している。

メモ12　プラトニック・ラブ

メモ13 バナード対流

　熱対流はもともと自己形成のプロトタイプとして名高いものであった。その中でも著名なものはバナード対流である。

　二つの温度がわずかに違う大きなプレートの間に水を閉じ込める。盤の温度を一定に保ったままで定常状態に達すると、水は無数の小室（cell）を作り上げることがわかる（図58）。下のプレートで熱せられた水の上昇と重力の微妙な関係が水の動きを制御して作り上げるのである。**バナード対流**（Bernard convection）と呼ばれる。プレートの温度が変化して水の動きが止まれば、小室も消滅する。自己形成が動態系（dynamical system）の産物であることも良く表している。

プレート 1

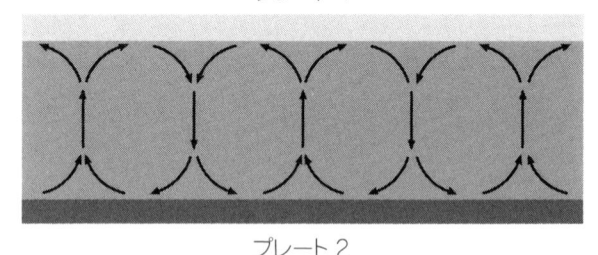

プレート 2

図58　バナード対流

　自然界で見られるバナード対流のほとんどは**マランゴニ異型**（Marangoni variant）とよばれるもので、基本的にはバナード対流と同一の現象が起こる。ただし、オリジナルのバナード対流における上部プレートに当たるものが存在せず、その代わりに、表面から一定の速度で熱が逃げていくという条件が加わる。マランゴニ異型では、ここから生ま

れる熱勾配が、バナード対流においての重力に代わって、対流の担い手となる。

たとえば、干上がった池などで、盛り上がった土で形作られる六角形が、あたかもハチの巣のように無数に広がっているのが見られることがある。これが、マランゴニ異型の実例である。

脳の形成過程における自由対流（free Convection）の場合も同様である。胎児の持つ高い中核体温と、一定の速度で羊水に逃げていく熱とによって作られる熱勾配が、対流の担い手となるのである。言い換えれば、胎内で生まれる熱対流は重力の影響を無視できる状況で起こるのである。脳の形成が胎児の母体内での位置に無関係に、正確におこなわれる要因である。

メモ14 意識の定義

　脳機能にとっては最も根本的な現象でありながら、古典的脳科学ではその定義すらもはっきりしていないものが、意識（consciousness）である。渦理論は、意識にはっきりとした定義を与える。LGS*²の定常流である。定常流が確保された状態で、初めて、脳は情報の処理を開始し、内因性の賦活の機能を確保するのである。

　臨床的には、意識の喪失をもたらす器質的疾患*³には二つの違った種類が存在することが知られている。大脳皮質の広範囲にわたる障害を起こす疾患と中脳網様体（midbrain reticular formation）の疾患である。前者の代表が髄膜炎やくも膜下出血などにともなう意識障害であり、後者の代表が脳卒中や脳腫瘍にともなう意識障害である。大脳皮質はLGS の存在する場であり、その定常流が意識の定義であるとすると、その広範囲の機能障害が意識障害を引き起こすことは自明である。問題は、中脳網様体の障害がなぜ意識障害を呈するかである。

　中脳網様体とは、脳幹の上部を意味する中脳（midbrain）あたりに存在する組織である。大脳皮質の覚醒を起こすためには必須の組織であるくせに、直接、大脳皮質全体にニューロンを送り出しているわけではない。視床付近のニューロンへつながる軸索の存在は知られているが、その数は少なく、皮質全体の覚醒にどのように関与しているのかは謎で

---

*2　Lattice Gas Shell.「大脳チップ」の項を参照のこと。
*3　構造の破壊をともなう病気のこと。

あった。

　しかしこれは、ニューロンネットワークだけが脳の実体であるとの脳科学の中心教義を守った場合のことである。

　網様体を解剖学的に検索するとその実体が見えてくる。網様体は無数の軸索が絡み合った網状の組織であり、入口があって出口のないような構造をしている。つまり、入ってくる軸索の数と比較して出てゆく軸索の数が圧倒的に少ないのである。いわば、痛みなどの情報を運んだ神経の信号が最終的に到達し、消滅する場所のような形態を持っている。

　電気的信号が消滅する場所では必ず熱が発生する。したがって、網様体では無視することのできない量の熱が発生していることになる。筆者はこの組織が一定した中核体温（core body temperature）を保つための調節機構であると見なしている。

　表面体温と比較して高い温度を保つ中核体温から脳の表面に向かって起こる通常の熱放射は、網様体により微細な調節を受ける。その結果、脳の内部で起こる熱放射は恒常性の高いものとなる。これは、LGSにおける定常流を作る。この定常流はELDERの誘電率を制御し、大脳チップ機能を完成させる。これが意識の根源である。

　これまで麻酔効果があると認められた薬剤は、アルコールを含め、すべて揮発性の高い物質である。麻酔効果とは、血中からLGSに入り込んだ麻酔剤がLGSにおける生理的な定常流を妨げることから起こる。大気圧は麻酔剤の気化率に影響を与え、その結果、大気圧による効果の違いを生む。酒酔いとは、アルコールの混入により生じたLGS活動のわずかなゆれが非生理的な皮質ニューロンの賦活を促した結果である。

　二つのノーベル賞（化学、平和）を単独で受賞した人間として名高いポーリング（Linus Carl Pauling）は麻酔効果にも多大なる興味を持っていたことで知られている。彼の水性相理論（aqueous-phase theory）は、麻酔薬が水の物理化学的特性を変えることによってその効果をもたらすとした理論であった。ニューロンネットワークだけを対象とした「古典的脳理論」では受け入れられない考え方であったが、脳の渦

理論と共通要素を持った麻酔理論であることは間違いない。ポーリングが正しい麻酔薬の効果機序に到達できなかった理由は、彼が、ニューロン第一主義から脱皮できない脳科学を基準に考えていたからである。ニューロンの外側を流れる流体に含まれる水蒸気までは考えが及ばなかったのである。

メモ15 渦波

定常流に小さなゆらぎが起こった場合を、オイラーの式（Euler's equation）を使って表すと、

$$\frac{\partial \delta \mathbf{v}}{\partial t} + (\mathbf{v} \cdot \nabla) \delta \mathbf{v} + \frac{1}{\rho} \nabla \delta p = 0$$

で与えられる。ここで $\delta \mathbf{v}$ と δp とが速度と圧力に現れた小さなゆれである。

c を音速として、エントロピー保存式と連続の式を用いて、

$$\frac{\partial \delta s}{\partial t} + \mathbf{v} \cdot \nabla \delta s = 0$$

$$\frac{\partial \delta p}{\partial t} + \mathbf{v} \cdot \nabla \delta p + \rho c^2 \nabla \cdot \delta \mathbf{v} = 0$$

となることがわかる。ちなみに、$\delta \rho = \frac{\delta p}{c^2} + (\frac{\partial \rho}{\partial s})_p \delta s$ である。

わずかなゆれが $\exp[i\mathbf{k} \cdot \mathbf{r} - i\omega t]$ 表される波であると考えると、

$$(\mathbf{v} \cdot \mathbf{k} - \omega) \delta s = 0$$

$$(\mathbf{v} \cdot \mathbf{k} - \omega) \delta \mathbf{v} + \mathbf{k} \frac{\delta p}{\rho} = 0$$

$$(\mathbf{v} \cdot \mathbf{k} - \omega) \delta p + \rho c^2 \mathbf{k} \cdot \delta \mathbf{v} = 0$$

が導かれる。

この結果は、二つの現象が起こることを示している。つまり、音波（sound wave）と渦波（vortex wave）である。

音波は、

$$(\omega - \mathbf{v}\cdot\mathbf{k})^2 = c^2 k^2$$

$$\delta s = 0$$

$$\delta p = c^2 \delta \rho$$

$$(\omega - \mathbf{v}\cdot\mathbf{k})\delta p = \rho c^2 \mathbf{k} \cdot \delta\mathbf{v}$$

$$\mathbf{k} \times \delta\mathbf{v} = 0$$

で表され、渦波は、

$$\omega = \mathbf{v}\cdot\mathbf{k}$$

$$\delta s \neq 0$$

$$\delta p = 0$$

$$\delta\rho = \left(\frac{\partial\rho}{\partial s}\right)_p \delta s$$

$$\mathbf{k}\cdot\delta\mathbf{v} = 0$$

$$\nabla\times\delta\mathbf{v} = i\mathbf{k}\times\delta\mathbf{v} \neq 0$$

と表される。

　音波にエントロピーの変化がないのに対して($\delta s = 0$)、渦波はエントロピーの変化を持つ($\delta s \neq 0$)。同時に、渦波の$\omega = \mathbf{v}\cdot\mathbf{k}$の項は、渦波がもともとの定常流に沿って移動することを意味している（**図35、カラー口絵**）。

メモ16 鏡運動

　乳児期のヒトは片手だけを動かすことが困難で、両方の手が同時に鏡のように動いてしまう現象が起こる。これを**鏡運動**（mirror motion）という。この時期には利き腕も明らかになっていない。通常は放って置いても徐々に片手だけを動かす能力を獲得し、自然と利き腕も決まる。これは、左右の脳を結んでいる脳梁（corpus callosum）と呼ばれる部位の軸索が成熟する頃に完成される機能であると言われている。人によっては思春期まで残ることもあり、遺伝的要素から一生涯なくならない家系もある。鏡運動が消失した成人であっても、脳卒中などで特定の脳部分の機能に障害が起こると、改めて、鏡運動が現れる。このような後天的な障害から再出現した鏡運動は、消失しないことが原則である。

　乳児期に鏡運動が存在し、脳の成熟とともになくなり、障害で再出現することは、**脳には積極的に鏡運動を防止している機能構造が存在する**ことを意味する。生まれたときは未熟な制御装置が成長とともに完成し、障害によって破壊されるのである。

　人間にとって「片手だけを使う機能」とは、単に片側の脳だけをつかう機能という単純なものではなく、積極的に制御装置を作っておこなう高度な機能なのである。事実、機能画像によって、右利きの人が左脳を使って右腕（利き腕）を使っているとき、左手が動かないようにする抑制制御の機能が右脳に出現することが、捉えられている（Nakada T. et al.: Neurosci Res 32 : 355-362, 1998）。

おわりに

　リーマン紀元後の科学には直接的な証明が不可能なものが多い。必然的に、証明の方法も変化した。ハイゼンベルグの不確定性原理に代表される量子理論の多くは「直接証明」ではなく「間接証明」を基準としている。

　渦理論はそのような立場にある。有史以来、脳機能に関する実験はあらゆる分野でおこなわれて来た。そのすべてが渦理論の範疇にあり、かつ、その結果は渦理論に違反しない。それどころか、これまで説明不可能とされた現象をすべて、渦理論は科学的に説明してしまうのである。

　理論が先でその検証のための実験を組むことは科学の基本であり、「仮説に基づいた研究法（hypothesis based research method）」として尊重される。現象論から組まれた実験はめくらめっぽうに打ちまくる狩人のような行為として蔑まれ、「ショットガン法（shot-gun method）」と呼ばれる。

　これまでの脳科学は、統一脳理論の欠如から、どうしてもショットガン法に頼らざるを得なかった。その結果、考えられるほとんどすべての現象論に対応した実験が組まれ、その結果が記載されている。そのすべてが渦理論に違反しない。これは渦理論がすでに間接的に証明済みであることを意味する。

　渦理論は脳がどのように働くかの基本構造を示し、こころの存在を科学的に説明可能とした。そして、何よりも大切なことは、渦理論が脳に実存する構造に基づいていることである。時代は、量子理論の「正しさ」を受け入れた。渦理論の「正しさ」は、やがて、受け入れられる宿命にある。

　時代は、そのうち、追いついてくる。

参考文献

　本書でも、間接的にお世話になった多くの文献の記載は省略させていただくことにする。ただし、『脳の方程式　いち・たす・いち』（紀伊國屋書店、2001年）で挙げた教科書に加え、以下の本を suggested reading に挙げておきたい。

Self-Organizing Maps. Third Edition. Kohonen T, Springer, Berlin Heidelberg, 2001

Fluid Mechanics. Second Edition. Landau LD, Lifshitz EM, Pergamon Press, Oxford, 1987

Adams and Victor's Principles of Neurology. Seventh Edition. Victor M, Ropper AH, McGraw-Hill, New York, 2001

図版一覧索引

図1　ニューロンの概念図　15
図2　活動電位　15
図3　ニューロンとシナプス　16
図4　ANDゲートと多入力のゲート　17
図5　マッカローとピッツのニューロン・モデル　18
図6　さまざまな雪の結晶　9
図7　ピアノ　29
図8　周波数と周回　31
図9　張られた弦と対応する定在波　32
図10　周回と音階　9
図11　螺旋音階　9
図12　蝸牛　35
図13　中枢神経系　40
図14　大脳・小脳・脳幹・脊髄　41
図15　皮質と皮質下白質　10
図16　皮質のコラム構造と鉛筆の束　42
図17　移動するニューロン　43
図18　六階建てビルの工事法　44
図19　ガイドの張り出しから出来上がる全体像の模式図　9
図20　NOのようなガスを出しながら進むラジアル線維の概念図　46
図21　脳の形のシミュレーション　10
図22　小脳チップ　49
図23　マッカロー・ピッツ型ニューロンとしてのプルキニエ細胞　50
図24　トリガーがかかったマッカロー・ピッツ型のニューロン　52
図25　一次元的小脳チップと二次元的大脳チップ　54
図26　大脳チップには分配器の構造が必要である　55
図27　発泡スチロールの基本構造とグリアのマトリックス構造　57
図28　グリア細胞の概念図　10
図29　高電子密度層と皮質の関係　59

図30　錐体細胞の基本的樹状突起　60

図31　シナプスの模式図　61

図32　ELDER　11

図33　脳と球　63

図34　ラジアル線維の残した空間とLGSとの関係　64

図35　音波と渦波　11

図36　入力信号による渦波の形成　65

図37　噴水台の水　11

図38　渦波の到着に伴うELDERの賦活　11

図39　脳の二重構造　68

図40　大脳チップモデル　68

図41　コホネンのネット　69

図42　球と衝撃　72

図43　脳脊髄液の循環　12

図44　CT:水頭症の脳と正常の脳　73

図45　聾唖者の機能画像　12

図46　波の作るパターン　79

図47　網　81

図48　パターンを示す網　81

図49　「記憶の天才」の機能画像　12

図50　音楽と言語の機能画像　12

図51　筋肉の基本的な支配模式図　96

図52　随意筋と球筋　98

図53　抑制制御と随意運動　99

図54　ネコとヒトの脳と重力　104

図55　極座標　127

図56　正多面体　130

図57　サッカーボールと正二十面体　131

図58　バナード対流　132

著者紹介　中田　力（なかだ　つとむ）　1950年東京生まれ。学習院初等科、中等科、高等科卒を経て、1976年東京大学医学部医学科卒業。1978年渡米、カリフォルニア大学・スタンフォード大学にて臨床研修を受ける。1992年カリフォルニア大学脳神経学教授に就任。1996年帰国、学術審議会により、最先端学術研究拠点（COE）形成のプロジェクト・リーダーに選出され、「こころの科学的探求」を目的とする国際的研究施設の立ち上げに取り組む。2002年、文部科学省中核的研究拠点・新潟大学統合脳機能研究センターの創設に伴い、センター長に就任。現在、脳神経学の専門医であると同時に物理工学の専門家として国内外で活躍中。機能的磁気共鳴画像（ファンクショナル MRI）の世界的権威として国際的に知られている。21世紀に活躍の期待される日本人の代表として、「人物　日本の国際競争力100人（文藝春秋2000年6月臨時増刊号）」、「21世紀を担う日本のリーダー　この100人に投資せよ（文藝春秋2001年2月号）」などに選出されている。

脳の方程式　ぷらす・あるふぁ

2002年8月31日　第1刷発行
2007年4月30日　第2刷発行

著者……………………中田　力

装幀……………………芦澤泰偉

発行所…………………株式会社紀伊國屋書店
東京都新宿区新宿3-17-7

出版部（編集）03(5469)5919
〒150-8513　東京都渋谷区東3-13-11

ホールセール部（営業）044(874)9657
〒213-8506　川崎市高津区久本3-5-7　新溝ノ口ビル

印刷・製本………………中央精版印刷

ISBN 978-4-314-00923-2 C0040
Printed in Japan
定価は外装に表示してあります
Copyright ⓒ 2002 Tsutomu NAKADA
All rights reserved.

紀伊國屋書店

中田 力 の本

脳のなかの水分子
意識が創られるとき

意識は脳のなかの水から生まれる！
ウソかまことか。「意識と水分子」の関係を
ひとり探究して25年。「脳の渦理論」誕生
までの、興奮に満ちたドラマを語る。
これは「脳の見方」の革命です。
ISBN978-4-314-01011-5

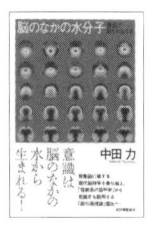

46判・176頁・口絵2頁
定価1680円

脳の方程式
いち・たす・いち

脳科学が久しく待っていたパラダイムが
登場した。心の物理法則が本書の主題で、
古典力学から複雑系の物理学まで、その
エッセンスを解説。最終章「統一脳理論」
では、意識が生まれる壮大な仮説を提示。
ISBN978-4-314-00900-3

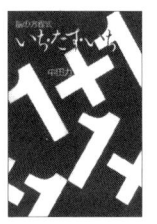

46判・154頁・口絵4頁
定価1890円

アメリカ臨床医物語
ジャングル病院での18年

世界の大富豪が、最高の治療を求めて訪
れるカリフォルニア。そこで長年、第一
線の臨床医として活躍し、多数の臨床医
を育てた経験を持つ日本人医師が語る、
アメリカ医療の実態と臨床医たちの群像。
ISBN978-4-314-00946-1

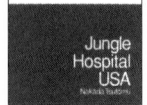

46判・168頁
定価1575円

表示価は税込です